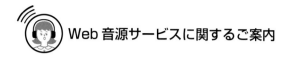

本書に紹介されている呼吸音 1 ～ 33，51 ～ 83 は，南江堂ホームページにおいて視聴いただけます．

https://www.nankodo.co.jp/secure/9784524225842_index.aspx

パスワード ▭

　ご使用のインターネットブラウザに上記 URL を入力いただくか，上記 QR コードを読み込むことによりメニュー画面が表示されますので，パスワードを入力してください．ご希望の音源を選択することにより，音源が再生されます．なお，本 Web 音源サービスについては，以下の事項をご了承のうえ，ご利用ください．

- 本 Web 音源は，予告なく変更・修正し，また配信を停止する可能性があります．
- パソコンや端末の OS のバージョン，再生環境，通信回線の状況によっては，音源が再生されないことがあります．
- パソコンや端末の OS，アプリの操作に関しては南江堂では一切サポートいたしません．
- 本 Web 音源の視聴に伴う通信費などはご自身でご負担ください．
- 本 Web 音源に関する著作権はすべて南江堂にあります．音源の一部または全部を，無断で複製，改変，頒布（無料での配布及び有料での販売）することを禁止します．

新装版 ナースのための **Web音源による**

呼吸音聴診トレーニング

編集 米丸 亮
櫻井利江

本物の呼吸音を学ぶ。
PC・スマホ・タブレット 対応

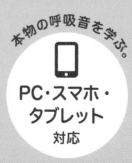

南江堂

●編集

米丸　亮　よねまる まこと　永寿総合病院柳橋分院 院長
櫻井 利江　さくらい としえ　前東京医科大学医学部看護学科 教授

●執筆

米丸　亮　よねまる まこと　永寿総合病院柳橋分院 院長
菊池 功次　きくち こうじ　前埼玉医科大学 客員教授
阿部　直　あべ ただし　東海大学医学部 客員教授
川城 丈夫　かわしろ たけお　済生会横浜市東部病院 顧問
櫻井 利江　さくらい としえ　前東京医科大学医学部看護学科 教授

新装版　序

　1877年，トーマス・エジソンが発明した蓄音機により音の実用的再生が可能となり，1887年には円盤式レコードが登場しました．1962年には，わが国でレコードによる肺聴診の素晴らしい音源が出版されました．その後，コンパクトカセットテープが 1960 年代中頃から普及し，国際肺音学会の創立者の一人であるレイモンド・マーフィー博士による呼吸音音源も提供されました．しかし，これらはアナログ音源であり，繰り返し再生の操作が簡便でないため，医学教育界に普及するには至りませんでした．

　1982年に登場したのが，日蘭共同開発の CD です．ここからいよいよデジタル音源の時代に入ります．音楽媒体としての CD は，瞬く間にレコードを凌駕します．デジタル情報のため CD では楽曲の頭出しが簡単で，繰り返し聴くことが容易になりました．本書の原型は 1992年に CD 音源で出版されましたが，嬉しいことに多くの医学教育機関で呼吸器疾患の聴診教育に用いられ，呼吸音が繰り返し再生されました．

　それから約30年の年月が流れました．Web から配信された音楽をスマートフォンで楽しむ時代に入り，CD 再生機を持っていない人が増えていると聞きます．聴診教育の普及には，多くの利用者が使いやすい媒体を提供する必要があります．このため『ナースのための CD による呼吸音聴診トレーニング』を Web 音源による新装版として上梓することとなりました．新装版はスマートフォンにも対応しており，電子画面からの操作性は CD より格段に向上しています．本書の呼吸音は1980年代に収録しましたが，日本がとても輝いていた時代のものです．音源はデジタル化してありますので，これらの音もいつまでも輝いていると信じています．多くの医療関係者が Web 配信の呼吸音を再生し，いつでもどこでも聴診トレーニングが可能となることを願っています．

　著者たちに新しい感覚を吹き込んでくださった南江堂の梶村野歩雄氏に感謝の意を表します．

　2019年（令和元年）5 月

　　　　　　　　　　　　　　　　　　　　　　　　　　　　　米 丸 　 亮

旧版（CD版）　序

　「ER」はEmergency Roomのことであるが，同名の医学ドラマが人気を博している．深夜の放送であるが，著者も仕事がら興味をもって観ることが多い．原作・監修のMichael Crichton氏は，映画化された「ジュラシックパーク」の原作者としてつとに有名である．氏はハーバード大学医学部を卒業し，臨床医としてトレーニングを受けた経歴もある．そのため「ER」では最先端の医療現場が生き生きと描かれている．救急患者が搬送されると同時に，救命士，看護助手，看護師，医師が協力して処置を始める様子は，現実を上回るほどの迫力である．そこでは，医療者が問診し，視診し，肺や心臓を聴診し，患者の背景とバイタルサインが的確に把握されていく．一人ひとりが聴診器を持ち歩き，患者把握において医師も看護師も区別はないようにみえる．

　わが国の医療現場においても，看護師によって聴診所見は積極的に活用されている．看護記録にも呼吸音の記載が増えてきた．X線画像診断装置の進歩が著しい今日であるが，聴診に代表されるような理学診断の重要性は少しも衰えていない．視覚，聴覚に依存するベッドサイドでの診断技術の向上によって，患者アセスメントはさらに質の高いものとなろう．本書では典型的な呼吸音を収録し，呼吸音の分類，聴診部位，呼吸音に関連する病態の解説にも工夫を凝らした．本書に収録した呼吸音を繰り返し聴くことにより，呼吸音聴診の感覚を磨いていただければ幸いである．

　近い将来，看護師が医師と区別なく聴診所見を把握する時代が訪れることを願いつつ，新世紀の幕開けとなる年に本書を出版できることは著者の大きな喜びである．

　本書はいろいろな工夫を盛り込んだため出版までに長い時間を要した．その間，私たち著者を辛抱強く励まして下さった，南江堂・横山寛孝および木村孝両氏に心より感謝する次第である．

　2001年1月

米　丸　　亮

旧版(CD版) 刊行によせて

　看護には，からだの状態を知り，からだにはたらきかけて，その人が最適な生活を送れるように援助するという側面があります．生活する，ということは，それが支障なく行われているときには意識もされない場合があります．しかし，からだになんらかの不調が起きると，その途端に生活そのものの困難さが立ち上がってきます．そこに介入するのが看護であり，その最適な方法を見つけだすことが看護学の核心的な部分であると考えています．

　このたび，そういった看護実践に役立てるために，看護学の視点から編集された呼吸音の聴診トレーニング用教材が刊行できたことは，ひとつの画期的なできごとだと思っています．あくまでも，看護ケアのあり方や看護師の学習スタイルといったものにこだわりました．どのような情報提供の方法をもってすれば効率的な学習が行えるのか，実際の臨床場面の中で学び続けている看護師のもつ能力を総合的に伸ばしていくためには，どのようなトレーニング方法をとるべきなのか，アセスメント技術の応用範囲を拡大していくためには，どのようなことが基本となるのか，ということに主眼をおいた「教材」という意味でも，これはひとつの試みであると思っています．

　かつての看護学のテキストやカリキュラムでは，まず解剖生理学的な事項をおさえて，疾患を学び，疾患に応じた看護ケアが展開されてきました．この方法論のみに偏ってしまうと，疾患と治療は医学書で学び，看護ケアについては看護学のテキストを見て，検査についてはまた別に調べて，という学習スタイルになってしまいます．肝心の個々の患者さまの状態に応じた看護実践にたどりつくことは容易ではありません．そこで本書では，ひとつの呼吸音が判別できるようになったら，看護師は次に何を知りたいのか，何を行うのかという視点から，直接的に看護実践に結びつけられるようにしようと試みました．机上の学習ではなく，実践の場で活用できるために，項目も可能なかぎりシンプルにして，解説は簡潔明瞭に，すべてが印象に残る範囲の情報量で提供することを心がけました．

これは，米丸亮先生をはじめとする先生方の看護に対する深いご理解なしには成しえなかったことでした．臨床において，医師と看護師が患者さまの健康回復という目標に向かって協働作業を行うのと同様に，今回の編集にあたっては，看護師が呼吸音の聴診を役立てた看護実践を行えるように，それがひいては患者さまの健康回復に向かうように，という目標に向かっての協働作業となりました．当方の編集上の要望を咀嚼され，快く応じてくださいました先生方に深く感謝いたします．

また，形態機能学的な基礎事項や呼吸音について，「看護の視点から」という項目をたてて，どのように看護実践にいかしたらよいのかについて解説しました．幸いにして筆者は，看護学の視点から形態機能学をとらえなおす，というわが国では先駆的な試みを実践している聖路加看護大学の菱沼典子教授のもとで，修士・博士課程を通じて学んでいます．このことは本書の作成にあたり，非常に大きな力となりました．この場をおかりして深く感謝いたします．また南江堂の横山寛孝氏，木村孝氏の長期にわたるご支援に深謝いたします．

2001年1月

櫻井　利江

このテキストの使い方

　本書は3部構成となっています．

　呼吸音聴診のための理解に必要な解剖学的特徴や生理機能と，技（わざ）の部分でもある聴診のコツについて書かれている第1章では，その知識をどのように看護実践に結びつけていくか，という点についても解説しました．アセスメントするときに，またアセスメント結果を実践に移すときに参考にしてください．

　第2章では，ひとつの呼吸音の名称にひとつの呼吸音という形で，おのおのの呼吸音の特徴について書かれているだけでなく，その音が聴かれたときにどういった病態が考えられるのか，逆引きができるようになっています．また，病態からも引けるように，病態別呼吸音についても記載されています．さらにその音が聴かれたときの胸部X線写真も載っています．

　連続的に患者さまの状態を把握する，という看護師のもっとも重要なアセスメントに焦点を当てたのが第3章の事例の展開です．その病態の方向性を見極めるうえで呼吸音の変化を捉えることができるようになるだけでなく，胸部X線写真も活用したアセスメントができるようになっています．

　このテキストは，自宅で音源を聴きながらトレーニングするときだけでなく，ベッドサイドでも使えるようになっています．このテキストを病棟に持参し，ベッドサイドでその呼吸音が聴かれたときに呼吸音から該当ページを検索し，今，その患者さまに何が起こっているのか，あるいは起ころうとしているのかがアセスメントできるように工夫されているのです．自分が聴診したときの患者さまの体位はどうであったか，それによる影響はないのか，聴診部位は適切であったか，呼吸音が弱いような気がしたときには「減弱」と判断するためにはどの部位で「増強」を確認したらよいのかなど，アセスメントの妥当性を高めるために必要な項目が簡潔に書かれています．そして実践に結びつけられるように，対処方法についても載っています．本書を活用してアセスメント結果を看護実践に生かしてください．　　（櫻井利江）

本書の呼吸音を聴くにあたって

　なるべくイヤホンもしくはヘッドホンにて聴いてください．低音が十分に再生される製品をお勧めします．
　スピーカーで聴く場合も，低音が十分に再生される製品を用いてください．パソコンの内蔵スピーカーでは不十分です．低音用サブウーファーを内蔵したものならば，卓上型の音楽用スピーカーでも良い音質で呼吸音を再生することが可能です．

　音源1～33の呼吸音はナレーション付きで収録されています．
　音源51～83には，音源1～33と同じ呼吸音がナレーション抜きで収録されています．

（米丸　亮）

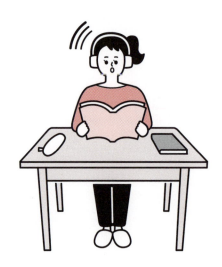

目　次

第❶章　聴診のための基礎的事項

<ガイダンス> ……………………………………………………………………… 櫻井利江 ……… 1

呼吸器の形態機能的理解 ……………………………………………………… 米丸　亮 ……… 2

 1 呼吸器系の解剖 ………………………………………………………………………… 2

 2 換気とガス交換 ………………………………………………………………………… 9

 3 ヘモグロビン（Hb）と動脈血酸素分圧（PaO_2），動脈血酸素飽和度（SaO_2） …… 16

呼吸音の理解 ………………………………………………………………………………… 23

 1 呼吸音（肺音）聴診の歴史 ……………………………………………… 川城丈夫 ……… 23

 2 呼吸音の発生機序 ……………………………………………………… 米丸　亮 ……… 26

聴診方法 ……………………………………………………………………… 阿部　直 ……… 30

 1 聴診器の使い方 ……………………………………………………………………… 30

 2 患者の体位 …………………………………………………………………………… 31

 3 聴診部位 ……………………………………………………………………………… 32

 4 呼吸法 ………………………………………………………………………………… 33

 5 代表的疾患・病態の聴診法のコツ ………………………………………………… 33

 6 聴診時の注意点 ……………………………………………………………………… 35

第❷章　呼吸音の聴診と評価

<ガイダンス> ………………………………………………………………… 櫻井利江 ……… 37

呼吸音の分類 ………………………………………………………………… 米丸　亮 ……… 38

呼吸音（肺音）の特徴 …………………………………………………………………… 39

<ガイダンス> ………………………………………………………………… 櫻井利江 ……… 39

<解　説> ……………………………………………………………………… 米丸　亮 ……… 40

 正常呼吸音 ● 肺胞呼吸音 音源1 ………………………………………………………… 40

 正常呼吸音 ● 気管支呼吸音 …………………………………………………………… 41

 正常呼吸音 ● 気管支肺胞呼吸音 音源2 ……………………………………………… 42

 正常呼吸音 ● 気管呼吸音 音源3 ……………………………………………………… 44

 異常呼吸音 ● 呼吸音の減弱 音源4 …………………………………………………… 46

 異常呼吸音 ● 呼吸音の消失 音源5 …………………………………………………… 48

 異常呼吸音 ● 呼吸音の増強 音源6 …………………………………………………… 49

 異常呼吸音 ● 気管支呼吸音化 音源7 ………………………………………………… 50

連続性ラ音とは ……………………………………………………………… 米丸　亮 ……… 52

 異常呼吸音：副雑音 ● 低音性連続性ラ音（類鼾音） 音源8 ……………………… 54

 異常呼吸音：副雑音 ● 高音性連続性ラ音（笛声音） 音源9 ……………………… 56

断続性ラ音（クラックル）とは ……………………………………………… 米丸　亮 ……… 58

 異常呼吸音：副雑音 ● 細かい断続性ラ音（捻髪音） 音源10 …………………… 60

 異常呼吸音：副雑音 ● 粗い断続性ラ音（水泡音） 音源11 ……………………… 62

ix

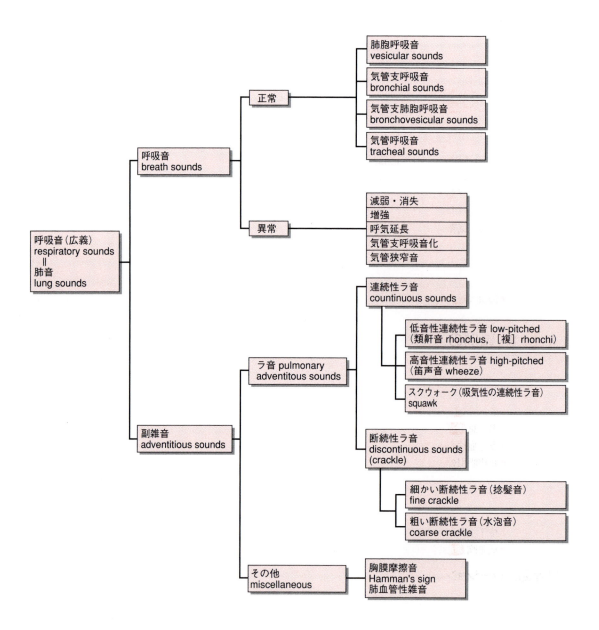

病態別呼吸音 ··· 65

　<ガイダンス> ··· 櫻井利江 ······· 65

　<解　説> ······························· 米丸　亮，菊池功次 ······· 66

　　● 自然気胸 音源12 ·· 66
　　● 無気肺 音源13 ·· 68
　　● 胸水貯留 音源14 ·· 70
　　● 喘　息 音源15 ·· 72
　　● 成人呼吸促迫症候群 音源16 ······································ 74
　　● 胸腔ドレーン内の液体貯留 音源17 ································ 76
　　● 気管狭窄 音源18 ·· 78
　　● 気管支狭窄 音源19 ·· 80
　　● 気管・気管支狭窄 音源20 ·· 82
　　● 肺　炎 音源21 ·· 84
　　● 間質性肺炎／肺線維症 音源22 ······································ 86
　　● 気管支拡張症 音源23 ·· 88
　　● 胸膜炎 音源24 ·· 90

第 3 章　事例の展開（治療・処置に伴う呼吸音の経時変化）

　<ガイダンス> ··· 櫻井利江 ······· 93

　<解　説> ······························· 米丸　亮，菊池功次 ······· 94

　　● 無気肺 音源25 ·· 94
　　● 喘　息 音源26 ·· 96
　　● うっ血性心不全 音源27 ·· 98
　　● 喀痰吸引の前後 音源28 ·· 100
　　● 挿管チューブのトラブル 音源29 ·································· 102
　　● 肺　炎 音源30 ·· 104
　　● 肺水腫 音源31 ·· 106
　　● 皮下気腫 音源32 ·· 108
　　● 血気胸 音源33 ·· 110

付 音源ナレーション（再掲） ·· 112

コラム ● 呼吸音とコンピュータ　　51／● 聴診器あれこれ　　64　（米丸　亮）

音源ナレーション　　湯浅真由美

xi

☞ 看護の視点から ･･ 櫻井利江

気管について　5

気流と気道について　6

肺血管系について　6

肺葉，肺区域の分布について　8

呼吸筋と呼吸運動について　9

解剖学的死腔について　11

換気機能のアセスメント　14

肺胞換気と動脈血二酸化炭素分圧（$PaCO_2$）について　16

動脈血酸素飽和度 SaO_2 と動脈血酸素分圧 PaO_2 について　17

組織への酸素供給量について　18

酸素解離曲線と酸素運搬（供給量）について　19

酸素解離曲線移動について　21

チアノーゼについて　22

呼吸音の分類用語ついて　25

呼吸音の発生機序　26

呼吸音の特徴について　29

呼吸音のアセスメントについて　47

低音性連続性ラ音（類鼾音）について　54

高音性連続性ラ音（笛声音）について　56

細かい断続性ラ音（捻髪音）について　60

粗い断続性ラ音（水泡音）について　62

第 **1** 章

聴診のための基礎的事項

　呼吸音聴診の目的は，呼吸状態の正確な把握である．呼吸音のアセスメント結果を最大限に生かすためには複合的に呼吸機能を捉える必要があり，呼吸音の判別ができるだけでは，ただのパターン認識にしかすぎない．形態機能学的な把握により人体に対する理解を深め，看護が行う日常生活行動援助に結びつけなければ意味がないのである．基礎がなければ応用もない．個別性のある看護ケアを提供するためにも，呼吸器の形態機能をしっかりと理解してほしい．

呼吸器の形態機能的理解

呼吸の意義は，生命活動を維持するために必要なガス交換（酸素O_2と二酸化炭素CO_2の交換）を行うことである．

内呼吸と外呼吸

各臓器で血液から組織へO_2を供給し，CO_2を組織から排出するというガス交換を内呼吸という．

肺から血液にO_2を取り込み，血液からCO_2を除去するのが外呼吸であり，内呼吸とは血液の循環を介してつながっている．

一般に"呼吸"というと肺での外呼吸をさす．

肺では気道系と血管系が存在し，その接点でガス交換が成立するが，聴診は換気をになう気道系の状態をモニターする役割をはたす．

1 呼吸器系の解剖

肺の聴診に関連の高い気道系の解剖を中心に解説する．

❶ 胸郭（図1）

胸郭は肺および心臓を囲む枠組みである．胸骨，肋骨，胸椎で骨組みが形成され，腹部とは横隔膜で境界される．

❷ 気道（図2）

気道は肺胞に空気を供給する系である．
気道は上気道と下気道に分類される．

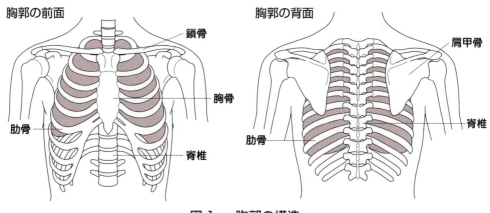

図1 ― 胸郭の構造

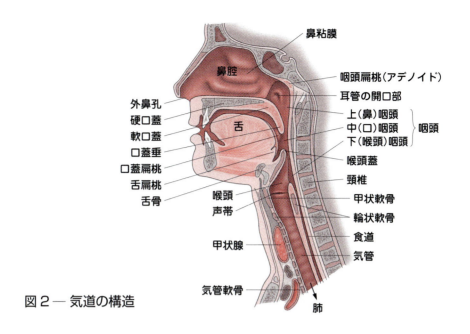

図2 ─ 気道の構造

上気道

■ 鼻腔

鼻腔の機能は吸入した空気の加湿,加温,大きな粒子の粉塵除去である.

鼻腔粘膜から約1,000ml/日の水分が加湿され,空気の湿度は75〜80％,温度は約34℃まで上昇する.

■ 咽頭

上・中・下咽頭に分けられる.

上(鼻)咽頭　鼻腔から続く空気の導管である.

中(口)咽頭　空気の導管として,空気を鼻腔・上咽頭から喉頭へ出入りさせる.食べ物の通路として,口腔から食べ物を下咽頭へ送る.空気と食べ物の共通の通路になるので誤嚥を起こすことがある.

下(喉頭)咽頭　食道へと続く食べ物の通路

■ 喉頭

喉頭には,喉頭蓋,声帯(声門)があり,輪状軟骨以下で気管につながっている.喉頭は,空気の通路であり,呼吸時には喉頭蓋,声帯は開いている.

喉頭蓋は,嚥下(食べ物などを飲み込むこと)のさいに声帯にふたをし,誤嚥を防ぎ,下気道を保護する.

声帯は,発声時に振動し,声の音源となる.

声帯・喉頭蓋は,咳嗽と同期して開放される.咳嗽時には急激な気道内圧の上昇と同期して声帯・喉頭蓋が開くため,気道内の気流速度がきわめて大きくなる.これが喀痰の喀出に役立つ.

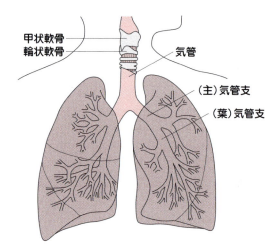

図3 — 気管支系の模式図

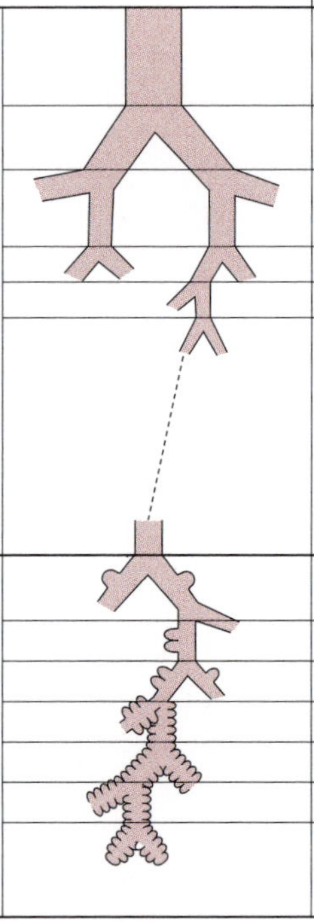

	気道分岐次数	気道	肺区分
誘導領域	0	気管	呼吸器
	1	主気管支	肺
	2	葉気管支	肺葉
	3	区域気管支	区域
	4	亜区域気管支	亜区域
	5	小気管支	
		細気管支	小葉
	16	終末細気管支	
移行および呼吸領域	17	呼吸細気管支	細葉
	18		
	19		
	20	肺胞管	
	21		
	22		
	23	肺胞嚢	肺胞

図4 — 気道の2分岐モデルと肺，気道の呼称

下気道

喉頭あるいは声門以下の気道のことをいう．

機能的には声帯以下が下気道である．

■ (下)気道の分岐（図3, 4）

気道は主気管支のレベルで，縦隔から肺に入っていく．この部分を肺門部と呼ぶ．

気道は気管，主気管支，葉気管支，区域気管支，亜区域気管支，小気管支，細気管支，終末細気管支，呼吸細気管支，肺胞管，肺胞（嚢）と分岐していく．気管から肺胞まで23回分岐を繰り返すといわれている．

■ 気管

気管は喉頭に続く1本の空気の導管である．下気道の中では空気の流れはもっとも速い．直径1.5～2.5cm，輪状軟骨下端から長さ11～13cm，軟骨部および膜様部からなる．前胸部側は断面が馬蹄形をした軟骨があり，後壁の膜様部は軟骨はなく粘膜と筋層で構成される．咳嗽時には，膜様部は軟骨部にくっついて気流速度が増え，痰が喀出しやすくなる．吸入気は気管分岐部に達するまでに湿度100％，温度37℃となる．

☞ 看護の視点から

気管について　気管の軟骨が馬蹄形をしていることは看護援助を考えるうえで重要である．気管後壁は線維性結合組織と平滑筋によって構成されているが，背側面で食道と接しているため，大きな食塊を飲み込むと気管が圧迫によってつぶれてしまうことがある．いわゆる「のどにものがひっかかった」状態である．異物による気管閉塞は，激しい咳反射を伴う気管内への誤嚥の場合だけではなく，背面の食道方向からの圧迫によるものもあることを念頭において，食事介助のさいには大きな食塊を一度に与えることのないように配慮する必要がある．言うまでもなく高齢者の場合は，とくに注意を要する．加齢による気管軟骨の骨化が進むために，柔軟性が失われていることも考慮する必要があるだろう．

■ 気管支

気管支は主気管支，葉気管支，区域気管支へと順次分岐し細くなっていく．分岐が進むと気道系断面積の合計は大きくなるので，徐々に気流速度は低下する．軟骨や気管支腺は第7分岐付近まで存在している．気管支腺から成人では1日約100mlの気管支分泌物を産生する．粘液は液性の防御因子（IgAなど）を含み，細菌，ウイルスの侵入を防ぐ．（気管）気管支粘膜には線毛があり（図5），多数の線毛が同期して運動している．線毛運動により気管支分泌物は口側に運ばれ，気道内の清潔さが保持され，感染防御の役割をになう．

■ 細気管支

細気管支では空気の流れがさらに遅くなり，細かい粉塵，煙の粒子などが沈着しやすくなる．呼吸細気管支以下では線毛がなくなる（図4）．

■ 肺胞

肺胞はガス交換が行われる直径0.1mmほどの小さな袋である．

肺胞では空気の流れはほとんどなく，毛細血管との間のガス交換は拡散によって行われる．

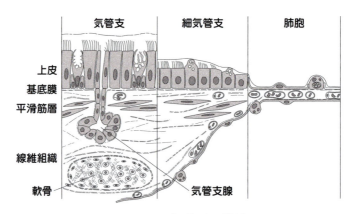

図5 ― 気道壁の構造
Weibel ER (1984). The Pathway for Oxygen. Structure and Function in the Mammalian Respiratory System, Harvard University Press, Cambridge, p.236 より引用.

■ 気流と気道

気管,太い気管支などでは気流速度は大きく,乱流成分がある.

細い気管支,細気管支,肺胞では気流速度が小さく,乱流成分は消失する.

とくに肺胞では気流はほとんどなく,O_2とCO_2のガス交換は拡散によって行われる.

👉 看護の視点から

気流と気道について 断面積と速度は反比例するために,分岐して断面積が大きくなればなるほど気流の速度は遅くなり,乱流成分もそれに伴い消失に向かう.後述するが,呼吸音を聴くときには,この形態機能的特徴を十分に把握したうえで,イメージを描きながら,気管呼吸音,気管支呼吸音,気管支肺胞呼吸音,肺胞呼吸音を聴き比べてみると,より理解しやすい.とくに健康な人間の正常呼吸音を耳に覚えさせておく必要がある.

❸ 肺血管系

血液は,大静脈,右心房,右心室,肺動脈,肺毛細血管,肺静脈,左心房,左心室,大動脈と流れる.

肺動脈までは静脈血である.肺毛細血管でガス交換を終えると動脈血となる.したがって,肺静脈には動脈血が流れる.

正常では肺血管系は音を発生しない.

肺動静脈瘻では,血管性雑音が胸壁で聴取されることがある.

👉 看護の視点から

肺血管系について 肺血管系は動脈と静脈,動脈血と静脈血を分けて考える必要がある.心臓から出ている血管はすべて動脈と呼ばれるため,右心室から肺に血流を送り込むのは肺動脈だが,中を流れているのはガス交換される前の静脈血であり,

左心房に流れ込む肺静脈の中を流れているのは肺でガス交換を終えた動脈血である．肺動脈カテーテルが挿入されている場合に混合静脈血を採取して酸素飽和度などを検査することがあるが，肺動脈で採取された血液は静脈血なのである．

❹ 気道と血流の接点としての肺胞（図6）

肺胞面積は約100 m²，肺毛細血管の面積も約100 m²である．
気道と血流が広い表面積で接し，拡散によるガス交換が行われる．

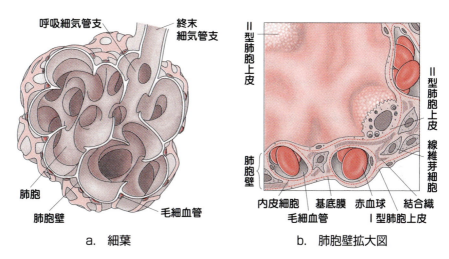

図6 — 肺胞-毛細血管

❺ 肺葉，肺区域の分布（図7）

聴診した胸壁がどの肺葉，区域に相当するかは病変部位を知るうえで重要である．

■ **右上葉**
　S1：肺尖区，S2：後上葉区，S3：前上葉区
■ **中葉**
　S4：外側中区，S5：内側中区
■ **右下葉**
　S6：上下葉区，S7：内側肺底区，S8：前肺底区，S9：外側肺底区，S10：後肺底区
■ **左上葉**
　上区　S1＋2：肺尖後区，S3：前上葉区
　舌区　S4：上舌区，S5：下舌区
■ **左下葉**
　S6：上下葉区，S8：前肺底区，S9：外側肺底区，S10：後肺底区
　肺葉は葉気管支が，肺区域は区域気管支が支配する．

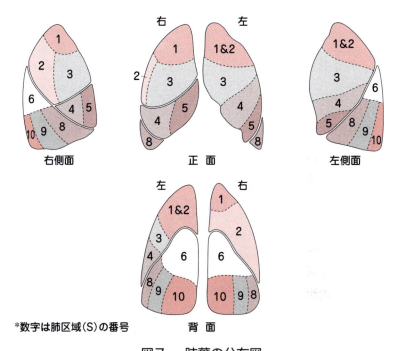

*数字は肺区域(S)の番号

図7 — 肺葉の分布図

Pansky B, House EL (1975). Review of Gross Anatomy, 3rd ed, Macmillan Publishing Company, NewYork, p.279 より引用.

👉 看護の視点から

肺葉, 肺区域の分布について 解剖学的ランドマークである肋間と各肺葉の位置関係を把握する. 呼吸音の聴診によって喀痰の貯留部位を知るためにも重要であるだけでなく, 日常生活行動と喀痰貯留の関連を探る手がかりとなる. 看護ケアを展開するためにとくに重要なのが下葉である. 下葉は, 右肺 (上葉, 中葉, 下葉) も左肺 (上葉と下葉) もともに斜裂 (oblique fissure) によって分けられているために, 左右ともに下方・背部にわたって斜めに大きく広がっている. しかも前縁よりも後縁が低位にあるために, 日頃の体位によっては十分な拡張を促しにくい部位でもある. たとえば, 高齢者で可動性が低く, さらに軽い心不全も合併している患者では, ファウラー位をとることが多い. ファウラー位では側臥位をとることが困難なので, 喀痰は重力により背側・下方に移動し, 下葉は喀痰が貯留しやすい部位となる. そのため, 背部からの下葉の聴診がきわめて重要となるのである. 近年, 集中治療領域や救急領域などのいわゆるクリティカルケアでは, 人工呼吸器装着中の患者を積極的に腹臥位にし, 喀痰排出を促すとともに肺の拡張をも促して効果をあげている施設もある. 喀痰貯留の問題だけではなく, 呼吸管理の看護ケアでは局所を特定するアセスメント能力が必要となり, また病変を位置的に把握・記録していないと, 看護ケアの評価が適切に行えない. 前胸部からの1方向からではなく, 側胸部や背部からの三次元的な肺葉の把握がきわめて重要である.

2 換気とガス交換

肺でガス交換（O_2とCO_2の交換）が行われるには，気道系に適切な肺胞換気が存在する必要がある．

❶ 呼吸筋と呼吸運動

肺自体は能動的に収縮，膨張はできない．胸骨，肋骨，椎体など骨格系により胸郭の枠組みを形成し，呼吸筋の収縮が胸郭を動かす．呼吸筋が空気を出し入れするポンプとして働き，肺胞に換気を生じさせる原動力となる．安静呼気では呼吸筋は収縮せず，受動的に空気が呼出される．

■ 主呼吸筋

横隔膜 背側のほうが移動量が大きい．

内肋間筋 吸気には作用せず，努力呼出で収縮する．

外肋間筋 吸気で収縮，胸郭を上方に持ち上げる．

■ 補助呼吸筋

努力呼吸や強制呼吸のさいに作動する．

吸気補助呼吸筋 胸鎖乳突筋，斜角筋，僧帽筋がある．胸鎖乳突筋は胸骨を挙上し，胸郭前後径を拡大する．努力呼吸では収縮が見える．

呼気補助呼吸筋 腹直筋，腹斜筋は努力呼出や，咳嗽，クシャミで収縮する．

☞ 看護の視点から

呼吸筋と呼吸運動について 看護記録に「肩を使った努力性の呼吸」などの記述が見受けられるが，どの筋肉を収縮させて呼吸を補助しているのかを明らかにすることにより，吸気と呼気のどちらに，より多くのエネルギーを費やして呼吸を代償しているのかをアセスメントすることができる．呼吸困難の患者に対しては，呼吸数や呼吸パターンの観察を行うとともに，視診，触診により，どの補助呼吸筋に緊張がみられるのかについても記録することが重要である．

❷ 換気機能

換気と死腔

■ 換気，1回換気量，分時換気量

ガス交換が行われるためには適切な換気が必要となる．1回換気量とは，1回の呼吸で呼吸器に流入する空気の体積である．換気量を表す重要な指標が1分間当たりの換気量，すなわち分時換気量である．分時換気量は，1回換気量と呼吸数の積である．正常では1回換気量約500ml，呼吸数が約15回/分である．

したがって，分時換気量は500ml×15/分＝7,500ml/分となる．

9

種々の呼吸器疾患で，分時換気量は増加あるいは減少する（その結果，肺でのガス交換が影響を受ける）．

拘束性肺疾患では，呼吸困難のため呼吸数が増大し，分時換気量は増加する．

閉塞性肺疾患では，呼気延長が著明になると呼吸数が低下し，分時換気量が低下することがある．

■ 死腔と肺胞換気

1回換気量，分時換気量は，生体外から測定できる呼吸器系全体の換気量である．

1回換気量，分時換気量として求められた空気の一部は実際にはガス交換に利用できないので，肺胞レベルを換気し，肺胞でのガス交換に関与する空気の量はこれより小さい．

ガス交換に利用できなかった空気の体積を死腔という．死腔には2種類ある．

解剖学的死腔　ガス交換できない気道（上気道，気管，気管支）を往復する換気部分．通常150ml程度である．一般に死腔とは解剖学的死腔を指す．

肺胞死腔　肺胞レベルで病的に形成された死腔をいう．

肺胞換気（量）　換気のうち死腔を除いた部分．すなわち，ガス交換に関与している換気部分である．

健常者の換気の例を示す．

　　1回換気量500ml，呼吸数15回/分，死腔が150mlとすると，

　　分時換気量は　500ml×15/分＝7,500ml/分

　　肺胞換気量は　(500 － 150) ml×15/分＝5,250ml/分

上の式からわかるように，1回換気量，分時換気量が同じでも，なんらかの原因で死腔が増加した場合は，肺胞換気が低下する．

死腔の増大は，肺でのガス交換が悪化することを意味する．

さらに，分時換気量が同じでも，呼吸パターンが異なると肺胞換気量は変化する．

一般的には，1回換気量が変化しても（解剖学的）死腔は一定である．

浅くて速い呼吸を考えてみる．

　　1回換気量375ml，呼吸数20/分とすると，

　　死腔は150mlであるので，

　　分時換気量　375ml×20/分＝7,500ml/分

　　肺胞換気量　(375 － 150) ml×20/分＝4,500ml/分

深くてゆっくりした呼吸を考えてみる．

　　1回換気量625ml，呼吸数12/分とすると，

死腔は150 mlであるので，

分時換気量　625 ml×12/分＝7,500 ml/分

肺胞換気量　（625－150）ml×12/分＝<u>5,700 ml/分</u>

　すなわち，分時換気量が同じでも，浅くて速い呼吸のほうが死腔による肺胞換気の減少が大きく現れる．それゆえ，肺でのガス交換には浅くて速い呼吸は不利である．

　これらの知識は，拘束性換気機能障害や閉塞性換気機能障害による呼吸困難時の肺胞換気量，人工呼吸器の設定と肺胞換気量を理解するうえで有用となる．

☞ **看護の視点から**

　解剖学的死腔について　筋萎縮性側索硬化症や進行性筋ジストロフィーなどの疾患で呼吸筋に障害が起きた場合に気管切開術が施行されることがあるが，喀痰の吸引をはじめとする排痰や夜間の人工呼吸器装着のためだけではなく，この解剖学的死腔（主として上気道の死腔）をできるだけ少なくして換気量を増加する意図もある．そのために日中の覚醒下では人工呼吸器なしでも換気量が保持できる．気管切開術の前後で呼吸音を聴診し，空気の流入がどの程度確保されているかを評価することが重要である．ただし，筋萎縮性側索硬化症患者で人工呼吸器装着を続けなければ呼吸を維持できない状態に陥ると，人工呼吸器を外すことは不可能である．

肺気量分画と努力呼出

■ **肺気量分画**（図8）

　肺気量は肺の大きさを肺に出入りする空気の体積で表すものである．

　肺気量分画は，肺の換気できる最大限の能力を理解するうえで必須の項目である．

Volumeと命名される基礎的分画は4分画ある．

IRV（Inspriatory Reserve Volume）	予備吸気量	
TV（Tidal Volume）	1回換気量	
ERV（Expiratory Reserve Volume）	予備呼気量	
RV（Residual Volume）	残気量	

Capacityと命名さる分画は二つ以上のVolumeの和として表すことができる．

TLC（Total Lung Capacity）	全肺気量	（RV＋ERV＋TV＋IRV）
VC（Vital Capacity）	肺活量	（　　　ERV＋TV＋IRV）
IC（Inspiratory Capacity）	最大吸気量	（　　　　　　TV＋IRV）
FRC（Functional Residual Capacity）		
	機能的残気量	（RV＋ERV　　　　　）

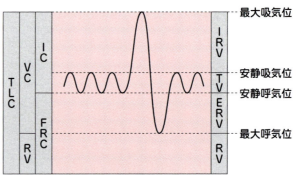

図8 — 肺気量分画

この中でも肺活量(VC)は，肺が最大に吸入あるいは呼出できる空気の量である．肺が1回の呼吸で利用できる最大量である．

肺活量の予測肺活量に対する百分率を，%肺活量(%VC)という．すなわち，

%VC＝肺活量/予測肺活量×100（%）

である．

拘束性(換気機能)障害　%VC＜80%であれば，拘束性障害が存在すると解釈する．予測肺活量の80%未満の肺活量しかない状態である．

■ **努力呼出曲線と$FEV_{1.0}$, $FEV_{1.0}$%**（図9）

$FEV_{1.0}$は1秒間に呼出できる最大量である．

$FEV_{1.0}$の努力肺活量(FVC)に対する百分率を1秒率($FEV_{1.0}$%)という．すなわち，

$FEV_{1.0}$%＝$FEV_{1.0}$/FVC×100（%）*

で計算される．

＊$FEV_{1.0}$%＝$FEV_{1.0}$/VC×100（%）と計算する方法もある．

$FEV_{1.0}$ (Forced Expiratory Volume 1.0)　　1秒量
FVC (Forced Vital Capacity)　　努力肺活量

閉塞性(換気機能)障害　$FEV_{1.0}$%＜70%であれば，閉塞性障害が存在すると解

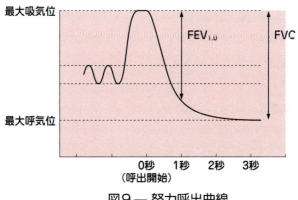

図9 — 努力呼出曲線

釈する．最大に努力しても，1秒間に努力肺活量の70％未満の空気しか呼出できない状態である．短時間に呼出が充分にできないことを意味する．

拘束性障害と閉塞性障害 （図10）

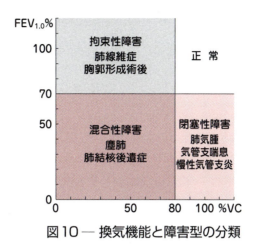

図10 ― 換気機能と障害型の分類

■ **拘束性障害**

吸気努力に対しても肺が十分に広がらず，必要な肺胞換気を努力なしには確保できない状態となる．

VC，％VCが低下し，TLCも減少する．

労作時の呼吸困難が出現し，明らかな頻呼吸となる．

呼吸筋障害，胸郭変形，脊柱異常，間質性肺疾患，肺虚脱，肺水腫などが拘束性肺疾患を呈する疾患である．

間質性肺炎の代表である肺線維症では呼吸困難時の換気量増大が著明であり，呼吸音は増強する．

■ **閉塞性障害**

息を吐こうとすると，機能的に気道が虚脱し，肺から能率よく空気を呼出できない状態になる．

換気機能ではFEV$_{1.0}$低下，FEV$_{1.0}$％の低下として表れる．

呼気延長があるため呼吸を速くすることがむずかしい．

肺気腫，慢性気管支炎，気管支喘息，気管支拡張症などが閉塞性障害を呈する疾患である．

閉塞性肺疾患の代表である肺気腫では，換気の低下，気流速度の減少により呼吸音が減弱する．

閉塞性障害では，気道の一部分が変形や腫瘍などのために物理的につまっているのではない．ただし，高度の気道狭窄（腫瘍による狭窄，線維性気道狭窄［結核性など］）では閉塞性障害もきたす．

■ 混合性障害

分類上，拘束性および閉塞性障害の両者が同時に存在する状態.

拡散能力，換気と血流の不均等分布 （図11）

酸素のガス交換を左右する因子として，肺胞換気のほかに，拡散能力と換気と血流の不均等分布がある．動脈血の酸素化状態はこれらに大きく影響される．

酸素の拡散能力が低下すると，換気が保たれていても動脈血酸素分圧（PaO_2）が低下する原因となる．

酸素の拡散能力はDL_{CO}（一酸化炭素に対する肺拡散能力）により評価するが，本書では詳細は省略する．

換気（V_A）と血流（Q）の不均等の存在も，PaO_2を低下させる．

正常では，肺胞換気量と血流量の比はほぼ1である（$V_A/Q=1$）．

疾患肺では，換気が血流よりも多い肺領域（$V_A/Q>1$，図11左）や，換気が血流よりも少ない肺領域（$V_A/Q<1$，図11右）が存在する．

ヘモグロビン酸素解離曲線の特性もあり，それらの領域からの血流が混合すると，全体のPaO_2は大きく低下する．

PaO_2の低下の機序は，換気，血流，ヘモグロビン酸素解離が絡み合っている．本書では詳細は省略する．詳細を他書に譲る理由は，聴診は換気から呼吸状態をモニターしようというものであるが，他の二つの因子は換気から推定しがたいためである．

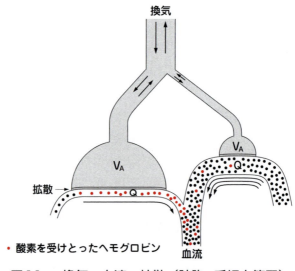

・酸素を受けとったヘモグロビン

図11 — 換気，血流，拡散（肺胞-毛細血管図）

☞ 看護の視点から

換気機能のアセスメント　換気機能のアセスメントで重要なのは，空気の流出しているスペース，空気の入り方と出方（吸気，呼気），さらに血流を介しての空気

の運搬能力についてである．器質的（形態的）にどのように障害されると，機能的にどの部分に不都合が生じるのか，という視点で看護アセスメントする必要があることがわかる．呼吸音の発生は形態的な特徴に由来するものなので，呼吸音アセスメントのさいには局所がどのような状態に陥っているのかを把握することが大切である．

❸ 肺胞換気と動脈血二酸化炭素分圧（$PaCO_2$）

上記の酸素と異なり，動脈血二酸化炭素分圧（$PaCO_2$）は拡散能力（DL_{CO}）と換気と血流の不均等分布に関係なく，肺胞換気に反比例する．すなわち，

$PaCO_2 \propto 1/$肺胞換気量

と表すことができる．

$PaCO_2$の正常値は40 ± 5 Torr であるが，$PaCO_2$の増減は肺胞換気のよい指標となる．

> 肺胞低換気では$PaCO_2$は増大する．
> 肺胞低換気が著しければ呼吸音は減弱する．

肺胞低換気は，次のような病態で生じる．

中枢神経の障害・抑制　睡眠薬中毒，中枢性睡眠時無呼吸症候群

脊椎・脊髄の障害　椎体外傷，腫瘍，筋萎縮性側索硬化症（ALS）

神経筋の障害　ギラン・バレー症候群，重症筋無力症

胸郭・腹部の障害　胸椎後側彎症，高度肥満

上気道の障害　声帯麻痺，気道内異物

下気道の閉塞性呼出障害　慢性閉塞性肺疾患（COPD）の急性増悪，気管支喘息の重積発作

> 肺胞過換気では$PaCO_2$が減少する．
> 肺胞過換気では呼吸音が増強する．

肺胞過換気は，過換気症候群，緊張，呼吸困難に続発する過換気（間質性肺炎，喘息発作，心不全，肺塞栓など）等で生じる．運動に伴って肺胞換気が増大するが，これは正常な生体反応である．

PaO_2に関しては，多数の因子（吸入気酸素分圧，換気/血流の不均等分布，拡散能力，心拍出量など）に規定されている．

☞ 看護の視点から

肺胞換気と動脈血二酸化炭素分圧（PaCO2）について　日々行っている呼吸状態の観察では，バイタルサインとして呼吸数が看護記録に記載されるが，重要なのは呼吸パターンである．深さはどうか，浅いために促迫しているのか，呼吸数が少ないのは呼気が延長しているのか，吸気が延長しているのか，十分な1回換気量が維持される深く安定した呼吸なのか，などに注意すると，おおよその換気量が計算できる．看護においてとくに重要となるのは，生活行動による呼吸状態の変化である．生活行動範囲を広げるためには，食事や入浴，重篤であれば体位の変化によって呼吸状態がどのように変化するのかを詳細に観察し，換気量を査定したうえで，換気の状態を把握するための呼吸音の聴診をする．それらのデータをもとに，「その日，その時の行動範囲」を判断することが看護ケアでは重要となる．

3 ヘモグロビン（Hb）と動脈血酸素分圧（PaO2），動脈血酸素飽和度（SaO2）

ヘモグロビンと血液酸素化の関連は，呼吸音聴診の範囲をこえる面もあるが，呼吸状態の把握に重要であるので解説を加える．

肺における外呼吸は，組織における内呼吸のために酸素と二酸化炭素を運搬することが役割である．そして，酸素運搬には，ヘモグロビンがきわめて重要な役割をはたしている．

ヘモグロビン（Hb）は，血液にあって酸素を運搬する担体のタンパクである．

酸素を抱合していないものが還元ヘモグロビン（Hb）である．

酸素と結合しているものが酸化ヘモグロビン（HbO2）である．

ヘモグロビンは，肺で酸素と結合し，還元ヘモグロビンから酸化ヘモグロビンとなり，血流により各臓器へ運搬される．

末梢組織では，酸素は酸化ヘモグロビンから組織のミオグロビンなどに移行する．

❶ 動脈血酸素飽和度（SaO2）と動脈血酸素分圧（PaO2）

呼吸による生体の酸素化状態をモニターする指標として，SaO2やPaO2が一般的に用いられる．

SaO2とは，総ヘモグロビンに対する酸化ヘモグロビンの割合であり，簡便にはパルスオキシメータによりSpO2としてベッドサイドで測定できる*．

PaO2とは動脈血の酸素のガス分圧であり，血液ガス分析装置により測定する．

SaO2とPaO2は単純な比例関係にはないが，二つの対応関係を把握することが，酸素運搬を理解するうえで大変有用である．

＊SpO2：パルスオキシメータで測定されたSaO2．観血的に得られたSaO2と区別するためSpO2と表す．

■ SaO_2 と PaO_2 との対応（図12も参照）

SaO_2	PaO_2
100%	100 Torr 以上
97%	100 Torr（PaO_2 の正常値）
90%	60 Torr
88%	55 Torr
80%	45 Torr
75%	40 Torr（正常者の混合静脈血の酸素量 [$P\bar{v}O_2$] に同じ）*
50%	27 Torr

＊$\bar{v}$ は混合静脈血を表す．

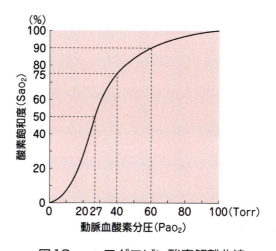

図12 ― ヘモグロビン酸素解離曲線

☞ 看護の視点から

　　　動脈血酸素飽和度 SaO_2 と動脈血酸素分圧 PaO_2 について　臨床のアセスメントツールとして急速な勢いで臨床に普及しているものの一つにパルスオキシメータがある．看護技術として重要なバイタルサインの測定方法としては，いまや血圧計と並んで使用されている測定機器であろう．しかし，どのようなメカニズムで測定しているのか，何を測っているのか，完全に理解していないまま使用している場合もある．表示されている数値をどのように判断するのか，「その人の」至適範囲がどこにあるのかを念頭においてアセスメントするためには，酸化ヘモグロビンと還元ヘモグロビンの把握は非常に重要である．

❷ 組織への酸素運搬と酸素解離

組織への酸素供給量

　外呼吸で取り入れた酸素は，血液により組織レベルに運搬され，生体の酸素化が維持されている．肺で酸素の供給を受けた血液(動脈血)は，組織にて酸素を供給し，静脈を経由して肺動脈へと戻ってくる(混合静脈血)．

　ここで，組織への酸素供給量は，

　　　　ヘモグロビン酸素運搬能×酸素解離較差×心拍出量

と規定される．

　正常では動脈血SaO_2の約100％から，混合静脈血$S\bar{v}O_2$の約75％に低下する．すなわち，酸素飽和度で25％(酸素解離較差)に相当する酸素が組織に運搬されることになる．

　ヘモグロビン濃度が15g/dlのとき，血液は約20ml/dlの体積の酸素を含有することができる．

　酸素飽和度で25％の較差に相当する酸素量は，20ml/dl×0.25(25％)＝5ml/dlである．また，心拍出量は約5l(50dl)/分である．

　したがって，組織への酸素供給量は，5ml/dl×50dl/分＝250ml/分となる．

　生体の酸素化を維持する組織への酸素供給量が，PaO_2やSaO_2のみで規定されているのではないことは銘記すべきである．

　たとえば，著しく組織酸素化が悪化すれば，

　　　　組織酸素供給量＝酸素運搬能×酸素解離較差×<u>心拍出量</u>

であるので，生体は**心拍出量を増加**させて酸素供給を補おうとする．

　低酸素血症が進行すると，心拍数の増加が明らかになってくるのはこのためである．逆に，低酸素血症からの回復期で，たとえばPaO_2が70Torr程度であまり変化しないようにみえたとしても，頻脈が徐々に改善してくれば，組織酸素が順調に回復していることを示唆しているのである．

　呼吸音聴診および胸部・全身の診察により，これらの身体所見を把握することは呼吸管理にとってきわめて重要である．

　低酸素の状態をよりよく把握するためには，PaO_2やSaO_2のみではなく，貧血の有無(ヘモグロビン量)，循環の状態(心拍数，心拍出量)にも注意を払う必要がある．

☞ 看護の視点から

　組織への酸素供給量について　呼吸機能評価は呼吸状態だけでは判断ができない．血流に乗って酸素が運搬されている以上，循環動態との兼ね合いが非常に重要になってくる．心不全などの心臓由来の場合は循環動態の把握は必須だが，呼吸機能そのものが循環機能と密接に関連しているのである．また，呼吸状態が悪化して

いるとき，または増悪していた呼吸状態が回復しているときには，動脈血ガス分析を頻回に行うことから，貧血傾向になることが往々にしてある．さらに呼吸困難が続けば当然のことながら食事摂取が進まず，タンパク質が体内に入らないことも貧血を促進している場合が多い．血圧や脈拍（心拍）数，呼吸，体温のみならず，ヘモグロビン量にも注意を払わなければ，パルスオキシメータに表示されている動脈血酸素飽和度の判断はできないし，頻脈の原因も特定できない．さらに食事によるタンパク摂取量の把握も必要である．

酸素解離曲線と酸素運搬（供給量）

　酸素運搬を規定する因子の一つである酸素解離較差は，酸素飽和度に基づいたほうが理解しやすい．ただし，パルスオキシメータのSpO_2は測定誤差が大きいのが現状である．

　血液ガス分析装置でPaO_2を測定するほうが精度が高く，酸素分圧から酸素飽和度を精度よく求めることができる．

　PaO_2が呼吸不全の基準値である60 Torrとなった場合を例にあげる．

　PaO_2が正常である100 Torrから60 Torrまで低下しても，SaO_2は約100％から90％へと約10％低下するだけである．

　一方，混合静脈血の酸素化状態では酸素分圧を少し低下させるだけで，混合静脈血酸素飽和度を大きく下げることができる．PaO_2が60 Torrの場合は，混合静脈血の酸素分圧を正常値である40 Torrから34 Torrぐらいに下げることにより，混合静脈血酸素飽和度は正常値の75％から約65％に低下し，酸素飽和度較差で25％が維持される．

　ある程度までのPaO_2低下に対しては，このようなメカニズムで酸素飽和度の較差で25％に相当する酸素量を容易に供給できる．PaO_2が60 Torrを大きく下回ると，組織への酸素供給の代償はより困難となってくる．このために，$PaO_2 < 60$ Torr（$SaO_2 < 90$％）が呼吸不全の基準となっている．

　逆に，$PaO_2 \geq 60$ Torr（$SaO_2 \geq 90$％）であれば，生体の酸素化を十分に維持できる．酸素投与中，人工呼吸器装着中であってもこれはあてはまり，きわめて高い酸素濃度でPaO_2（SaO_2）を無理に正常値（PaO_2 100 Torr，SaO_2 100％）まで上昇させる必然性は少ない（高濃度酸素による呼吸器系のデメリットがあるからである）．

☞ 看護の視点から

　酸素解離曲線と酸素運搬（供給量）について　呼吸不全とはどういった状態のことを指すのかを理解する．実際に，混合静脈血の酸素飽和度を測定するのは，肺動脈カテーテル（スワン・ガンツカテーテルなど）が挿入されている場合が多く，集中治療室などのクリティカルケアでは重要な指標である．しかし，病棟で混合静脈血

採血を行わない場合でも,からだがどこまで代償できる機能を備えているのかを知っておくことによって,急性期においては「どこまで待てるのか」,回復期においても「どこまで動かせるのか」といった判断が容易になる.

❸ 酸素解離曲線移動(図13)

酸素解離曲線は種々の条件により酸素分圧と酸素飽和度の対応関係が変化する.
酸素解離曲線の変化は,組織への酸素運搬のバランスをとる方向に生じる.
酸素解離曲線の変化は,とくに低酸素血症において十分な酸素供給を確保するメカニズムの一つである.

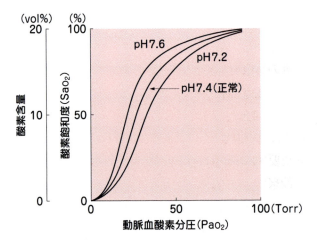

図13 — ヘモグロビン酸素解離曲線の移動(例:pHの変化による移動)
太田保世ほか(編)(1990).呼吸器病学,中外医学社,p.18 より引用.

酸素解離曲線の左方移動

左方移動は,酸素とヘモグロビンの親和性の増大を意味する.
その要因として温度低下(低体温),$PaCO_2$低下(低炭酸ガス血症),pH上昇,2,3-DPG減少,高酸素血症(間接作用)がある.

酸素解離曲線の右方移動

右方移動は,酸素とヘモグロビンの親和性の低下を意味する.
種々の条件のもと(低酸素血症でも2,3-DPGを介して間接的に)で,生体は酸素解離曲線を右方移動させ,組織酸素分圧に対応する酸素飽和度を低下させる.この現象はヘモグロビンから酸素が解離しやすく,組織低酸素状態を軽減するのに有利である.
酸素解離曲線を右方移動させると動脈血レベルでもPaO_2に対するSaO_2も若干低下するものの,組織における酸素飽和度の低下度のほうが,動脈血におけるそれよりも大きい.このため,動脈血と組織間での酸素解離較差を確保しやすくなる.

右方移動の要因として温度上昇（高体温），$PaCO_2$上昇（高炭酸ガス血症），pH低下，2,3-DPG増加，低酸素血症（間接作用）がある．

☞ 看護の視点から

酸素解離曲線移動について　一般的に酸素供給を考える場合には，組織内（内呼吸）における酸素の「離れやすさ」が重要である．酸素解離曲線はS字状カーブになっていることが重要であり，酸素分圧が低下すると酸素で飽和したヘモグロビンが急速に酸素を放出していることがわかる．また，酸素解離曲線が右方移動するということは，ヘモグロビンが酸素をより離しやすくなっているのである．CO_2の産生量の高い組織ほどO_2を放出しやすいということは，活動量の盛んな組織ほどヘモグロビンから酸素を受け取りやすく，また，活動量が多ければ熱産生が起こっているので温度が高くなるために酸素を放出しやすい，ということである．低酸素状態の場合には，酸素欠乏により2,3-DPG*が赤血球内で増加し，酸素に対するヘモグロビンの親和性の低下を促す．親和性の低下によって，ヘモグロビンが組織内に酸素を「置き去り」にするため，組織への酸素供給量が増加するのである．このように，からだは適応するための調節機構をもっていることを認識しておくことが重要である．

観察される外呼吸だけではなく，究極の目的である組織内での酸素供給（内呼吸）のメカニズムを理解することで，生活行動において，積極的に体動を促すことが可能かどうかの判断につなげて介入してほしい．

*2,3-DPG：2,3-diphosphoglycerate（2,3-ジホスホグリセリン酸塩）

❹ チアノーゼ

チアノーゼは，毛細血管内の血液中に還元ヘモグロビンが5g/dl以上あると出現する．

酸素化されていないヘモグロビン（還元ヘモグロビン）が多いとチアノーゼが出現するので，血液・組織の酸素化を知るよい身体所見である．

末梢血ヘモグロビン（Hb）濃度によりチアノーゼの出やすさが異なってくることは重要である．

貧血患者ではチアノーゼが出にくく，多血症ではチアノーゼが出やすい．

簡単な例をあげる．

Hb 8g/dlの貧血では，PaO_2 30Torrでチアノーゼは出現しない．PaO_2 30TorrではSaO_2は約60％であるから，40％が還元ヘモグロビンである．

∴Hb 8g/dl×0.4＝還元Hb 3.2g/dl

チアノーゼの出現する5g/dlに達していない．

Hb 20 g/dlの多血症では，PaO$_2$ 40 Torrでもチアノーゼは出現する．PaO$_2$ 40 TorrではSaO$_2$は75％であるから，25％が還元ヘモグロビンである．

$$\therefore \text{Hb } 20 \text{ g/d}l \times 0.25 = 還元 \text{Hb } 5 \text{ g/d}l$$

チアノーゼの出現する5 g/dlに達している．

チアノーゼは中心性と末梢性に分類される．

中心性チアノーゼ　呼吸器疾患，心疾患のために動脈血酸素分圧が低下していることによるチアノーゼ

末梢性チアノーゼ　末梢で酸素消費が増大しているために生じるチアノーゼ

寒冷時には毛細血管の循環速度が減少するため，運動時では組織酸素消費が増加するため末梢性チアノーゼが出現する．

☞ 看護の視点から

チアノーゼについて　呼吸状態の看護アセスメントにおいては，チアノーゼの有無の確認は必須事項であるが，その患者はPaO$_2$がいくつになったらチアノーゼが出現するのか，を個別に計算しておくことが重要である．とくに入院時の看護計画においては，パルスオキシメータによる測定での酸素飽和度から還元ヘモグロビンの割合を計算（100－酸素飽和度［％］）し，入院時の検査結果からのHb値と照らし合わせて，上記の計算式により還元ヘモグロビン量を計算しておき，看護計画に記載する．さらに，還元ヘモグロビン量が5 g/dl以上になるときの酸素飽和度（そのときの酸素分圧も）を明記しておくとよいだろう．理論的にはチアノーゼが出たときにはすでにかなり重篤な状態に陥っていることがわかると思う．だからこそ，聴診による呼吸状態の把握が重要なのである．

呼吸音の理解

1 呼吸音（肺音）聴診の歴史

❶ Hippocrates と Laennec の原点

聴覚を呼吸器の診察に用いた歴史は紀元前400年ごろのギリシャ時代に遡り，Hippocratesの書に「ヒポクラテス振盪音 Succussio Hippocratis，Schuttelplatschern」の記載がある．Klempererの診断学の教科書によれば，これは「胸膜腔に液体と空気が存在しているさい，患者の上半身を強く振ると，離れたところから聞こえる金属製の響きのある Plätschern（ピシャピシャした音あるいはバシャバシャした音）」である．さらに同書には「皮革をこするようなキューキューという音が呼吸音に加わって聞こえた」という記載があるといわれている．これは現在での摩擦音または連続音であったのであろうか．いまから2000年以上も昔のことであった．

かつては検者の耳を被検者の胸部に直接に当てて聴診を行っていた（直接聴診法）．聴診器を用いて聴診をすること（間接聴診法）を発明したのはフランス人の臨床病理学者 Rene Theophile Hyacinthe Laennec（1781-1826）である．それは約180年前のことであった．その後Laennecは木製の筒型の聴診器を発明した．そのときの感激を彼は「内部の肺が私に話しかけているようだった，しかもまったくの外国語で」と語っている．まもなく1821年にイギリスのForbesらによってLaennecの著書が英訳された．これによって聴診技術が英米に伝えられた．

❷ 命名の歴史

Forbesらによって Laennecの著書が英訳されたさいに Rale は断続音，Rhonchusは連続音の意味をもつようになった．以来これらの用語が長く用いられてきた．日本における分類および命名はドイツ学派の命名に従ってきた．これをわが国の内科診断学の教科書（沖中ほか1959，吉利1968など）にみることができる．そこには異常呼吸音の性状を記述する言葉の一つとして罎子音 amphorisches Atmen という異常呼吸音が記載されている．罎子音は「壷または瓶の口に唇を近づけて吹くときに聞かれる音に似ていて，倍音をもった音である．気管支呼吸音の一種である．径6cm以上の内壁が平滑な空洞が，大きな気管支の走行の途中に開口している場合，あるいは開放性気胸の場合に聞くことがある」と記載されている．たとえばこの罎子音のように，呼吸音の記述に擬音的表現が多く用いられてきた．

ドイツのKlempererの診断学の教科書（26版，1931年）では，副雑音（ラ音）Rasselgeräusch を乾性ラ音 trockene Rasselgeräusch (dry rale) と湿性ラ音

feuchte Rasselgeräusch (moist rale) とに分類した．乾性ラ音はさらに

類鼾音　Schnurren（Rhonchi sonori）
笛声音　Pfeifen
咽軋音　Giemen（Rhonchi sibilantes）
飛蜂音　Brummen

などに分類された．

　湿性ラ音は

大水泡性ラ音　grossblasige Rasseln
中水泡性ラ音　mittelgrossblasige Rasseln
小水泡性ラ音　kleinblasige Rasseln

に分類された．

　捻髪音　Knisterrasseln　（feinst- und gleichblasiges Rasseln, Crepitatio）という用語も用いられた．

　わが国においてはドイツ語の Rassel（ラッセル）という言葉は終戦後の昭和の時代に病を得た患者の一部にも知られているほどに呼吸器診療で頻繁に用いられた言葉である．

　De Remee（1969）が，アメリカ Velcro 社のマジックバンドをはがすときの音に似ている音が肺線維症症例に聴取されることがあると報告した．この「ベルクロ」という用語は日本において流行し有名となった．しかしこの用語は欧米ではほとんど用いられていない．少なくとも日本におけるほどには繁用されていない．「ベルクロ」という用語はわが国における聴診への関心を高めたという意味においては重要な働きをした．

　アメリカ胸部疾患学会（ATS）の Cugel, George および Murphy からなる委員会がATSに「断続音を crackle とし，fine crackle と coarse crackle とに分けること，連続音を wheeze と rhonchus とに分けること」という案を提案した（1977）．従来の主観的な聴覚心理学的表現あるいは擬音的表現を止めて，より客観的な記述をする方向に動きだしたことは特記すべきことである．わが国における呼吸音に関する記載も，論文はもとより教科書でもこの方針に則った記載が多くなってきた．

❸ 聴診に関する研究の歴史

　19 世紀の前半のパリで Laennec によって生まれた近代聴診学の創始期には，聴診は肺結核症の診療に有用であったと想像する．現在ほどに臨床検査が多くなかった時代においては臨床において聴診が重要な位置を占めていた．しかし最近の目覚ましい種々の臨床検査の発展により検査から得られる患者の情報が増加した．その陰で，問診・触診・打診・聴診によって直接に患者から得ることのできる情報を軽視する傾向があるのではないかと著者は危惧している．

　Waring（1936）によれば双耳型聴診器を発明したのはニューヨークの

Cammann (1854) である．Bullar (1884) あるいは Friedrich von Muller (1929) らは呼吸音の発生機序の研究，周波数分析などを行った．わが国においても1920年代にはすでに呼吸音に関する研究論文が発表されている．1962年には海老名らによる聴診に関する名著がレコード付きで出版された．

その後，音響工学および分析技術などの発展および学際的研究雰囲気もあって聴診を研究対象とする学者が増加した．1970年代になって国際的な呼吸音に関する学会が組織され，その第1回が1976年に International Lung Sound Conference としてボストンで開催された．

1981年に第21回日本胸部疾患学会で呼吸音に関するセミナーがあり，翌年，同学会では呼吸音のセッションが設けられるようになった．一方，日本において1983年に第1回肺音(呼吸音)研究会が行われた．1985年，第10回International Lung Sound Conference が日本で開催された．そこで呼吸音の分類について話し合われた．かつてわが国で湿性ラ音と呼ばれていた副雑音を断続音と呼び，乾性ラ音と呼ばれていた副雑音を連続音と呼ぶことが提案された (☞ p. 38 参照)．このことが，わが国の呼吸器聴診学用語が，国際的統一の動きの中で，より客観的，科学的な表現を指向しつつ整理されていくことの契機となった．

1997年には第22回International Conference on Lung Sounds が東京で，1998年には第23回がボストンで開催された．また国内の学者による第23回肺音(呼吸音)研究会が東京で関連学術分野の人々が多数参加して1998年11月に開催された．

最近の計測機器の発達，量子化技術の普及，データ処理ソフトの普及によって以前より容易に呼吸音を研究対象とすることができるようになった．呼吸器の音響伝播特性，正常および異常呼吸音の発生機序，副雑音発生機序，各種呼吸器疾患での聴診所見の特徴などについての研究が盛んに行われている．

このように近年の呼吸器病学の新しい展開とともに呼吸器聴診の有用性が再認識されるようになり，また近年の工学・物理学の進歩の助けを受けて呼吸器聴診はさらに新しく展開することが期待されている．

☞ 看護の視点から

呼吸音の分類用語ついて　呼吸音についてはいまだ定訳が浸透していない現状があるが，多くの看護系大学では，積極的にフィジカルアセスメントの科目を設定して教育が行われているため，今後これらの定訳が浸透していくものと思われる．医療者間のコミュニケーションをはかるためにも共通言語を用いるように心がけることが重要である．

2 呼吸音の発生機序

1 呼吸音の発生する気道レベル（図14）

呼吸音は気流の乱流成分や渦流の成分が音源となって発生すると考えられる．

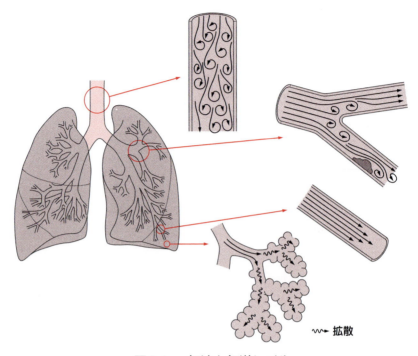

図14 — 気流と気道レベル

> 気流と気管支・気管支分岐部

■ **気管および主気管支レベル**

乱流．呼吸音の音源となる．

■ **葉気管支，区域気管支などの分岐部**

移行流．分岐部などで渦の発生や，渦の剥離が認められる．呼吸音の音源となりうると考えられる．

■ **細い気管支**

層流．気流速度は遅くなり層流となる．層流は呼吸音の音源とはならない．

■ **終末細気管支から肺胞**

拡散．気流はほぼ消失する．肺胞領域からも呼吸音は発生しない．

☞ **看護の視点から**

呼吸音の発生機序　気流は断面積が大きくなるほど流速が遅くなり，断面積が小さくて流量が多いほど流速が速くなり乱流も生じやすくなる．気管は分岐していく

ので，気管 → 気管支 → 細い気管支 → 終末細気管支 → 肺胞へと到達するほど，総断面積はどんどん広くなっていく．誤解しやすいのは，それぞれの管が細くなっていくので，あたかも断面積が小さくなり，流速も速くなっているような気がする点である．1回の呼吸で流入する空気は，気管から肺胞に向かうほど広い総断面積に分布するので，その流速は遅くなる．ちょうど，大動脈 → 動脈 → 毛細血管といった血液の流れと同じである．動脈圧は高いが毛細血管圧は低くなっていることからわかるように，血流が分散し分布総面積が広くなることにより，毛細血管1本の中では流量は少なくなり，圧が低下し，流速が遅くなる．

音の発生はおのおのの部位での気流の状態に左右されることを念頭においておくと，呼吸音から肺野の状態をイメージしやすい．

❷ 呼吸音の特徴

呼吸音の音源は比較的太い気管支内にあるが，発生した音が肺内，胸壁を伝搬するあいだに修飾を受け，末梢の胸壁上では大部分は肺胞呼吸音として聴取される．

肺胞呼吸音

「肺胞呼吸音」という名称は，肺胞レベルでこの呼吸音が発生すると考えられたことに由来する．しかし，細い気管支以下では気流は層流となるので，それよりも末梢にある肺胞から流れによる音は発生しない．

現在では，比較的太い気管支で気流が乱流あるいは濁流になりうるので，気管から気管支第9次分岐程度までの気道で発生した音が胸壁に伝搬し，肺胞呼吸音として聴かれると考えられている．

肺胞呼吸音は小さく，低い周波数成分を多く含んでいる．このため，聴覚的には認識しにくい音となる．

また，肺胞呼吸音には筋由来の音の成分もかなり含まれている．

呼気よりも吸気で肺胞呼吸音が明瞭に聴取されるが，吸気では気流が気管支分岐点で乱流となりやすいからと思われる．

気管呼吸音，気管支呼吸音

気管や主気管支では気流速度が大きく，乱流成分が多く，粗い音が発生すると考えられる．とくに，気管呼吸音は高い周波数成分がより多く含まれ，粗造な音として聴取される．

頸部気管，主気管支近傍の胸壁で聴かれる気管呼吸音，気管支呼吸音では，発生した音が肺実質を伝搬するために受ける修飾は小さい．このため，高い周波数成分がより多く残存していると考えられる．

気管呼吸音では，呼気の呼吸音が大きくなる．気流が合流するさいに乱れが大きくなるのかもしれない．

呼吸音の大きさと局所換気

先に述べたように，肺胞呼吸音が肺胞レベルでは発生していないので，呼吸音の大きさが聴診部位の換気量に直接比例しているか明確ではない．

しかし，臨床的には呼吸音である程度局所換気を評価できると考えてよいとされる．

以下にいくつか例をあげる．
1) 換気をしなければ，正常な呼吸音は聴取されない．息ごらえをしながら吸気努力をしても，呼吸筋由来の音が少し聴取されるのみである．
2) ^{133}Xe ガスによる換気シンチグラムと肺胞呼吸音を比較することにより，健常人では呼吸音の大きさと局所換気量にはある程度の相関関係がある．
3) 肺気腫例では安静換気量がほぼ正常でも，呼吸音がきわめて減弱している．これは肺密度の低下のため音の伝達が減弱することや，吸気・呼気の気流速度が低下しているために呼吸音の発生が減弱しているからである．しかし，個々の肺気腫患者で検討すると，健常人と同様に，換気と呼吸音の間には弱い相関が認められる．
4) 気胸，胸水貯留部位では換気が存在しないこともあり，呼吸音は減弱している．
5) 一側性の気管支閉塞では，胸部X線では肺野に異常を認めないが，閉塞側の呼吸音が著しく減弱しているのが明らかである（**図15**）．

このような理由から，一般臨床のレベルでは呼吸音によりある程度局所換気を評価できると考えられる．

運動，体位による呼吸音の変化

運動時や過換気症候群では換気量が増加するため，呼吸音は増強する．

体位による肺胞呼吸音の大きさの変化を調べた研究は多くはない．

呼吸生理学的には換気と血流は坐位，仰臥位で変動する．マイクロホンなどで測定した呼吸音の大きさと肺換気シンチなどで評価した肺局所換気との相関は，臥位と仰臥位で異なる．

厳密には，体位により呼吸音の大きさは変化している．しかし，体位による呼吸音の変化は，聴診器で聴取するほど大きくはないと考えられる．

ラ音では体位により出現頻度に差異がある．たとえば，背側下肺野で聴取される捻髪音（fine crackle）は，背臥位となると減少し，坐位またまファウラー位では増加する．

これ以外の音については第2章で個別に解説する．

👉 看護の視点から

呼吸音の特徴について おのおのの呼吸音が「どこで聴かれるのか」「どうして聴かれるのか」を把握しておかなければ臨床でのアセスメントはできない．本来聴かれるはずのないところで聴かれる音が異常の判断の指針になることもある．また，音の発生機序を知ることにより，応用範囲が広がる．

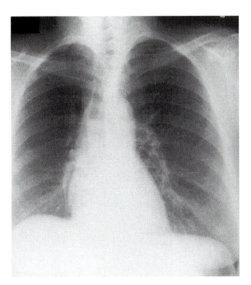

右肺の体積減少，縦隔の右方向への偏位を認めるが，肺野は正常である．

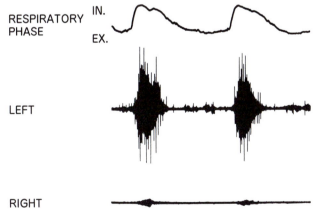

記録部位は左右の肺底部．右の呼吸音は左に比べ著しく減弱し，振幅で1/10程度である．左肺では換気量が代償性に増大し，呼吸音が増大している．

図15 ― 右主気管支閉塞の胸部X線写真と呼吸音図

聴診方法

1 聴診器の使い方

❶ 聴診器の持ち方

もっともありふれた形状の聴診器を使うときの持ち方として，著者が勧めている持ち方を図16に示す．しかし，聴診器の持ち方にはとくに定められた方式はなく，聴診器の形状もさまざまであるので，使いやすい持ち方を個々に修得すべきである．

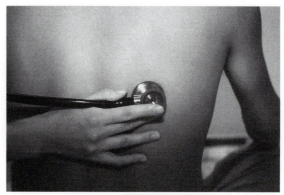

図16 ─ 聴診器の持ち方

聴診しやすい聴診器の持ち方は，聴診器の形状により異なる．一般的なタイプの聴診器を例にとると，胸部を聴診するさいには図のように，すなわち次のようにすると聴診しやすい．
　管の部分を親指と人差し指で軽く挟むようにし，人差し指と中指の指先でチェストピースの部分を軽く保持するようにし，薬指と小指を患者の胸部におく．

❷ ベルと膜の使い分け

一般的な聴診器には，ベルと膜の両方が備えられており，チェストピース（患者に接触する部分）と導管の接続部分でどちらかを選択できるようになっている．ベルは低音を，膜は高音を聴くのに適している．呼吸音の聴診には，基本的に膜式の聴診器を使用する．ベルは心音の聴診のさいに，Ⅲ音，Ⅳ音などの過剰心音，低音性の心雑音を聴くのに用いられる．

❸ 聴診器の当て方

呼吸音の聴診にはチェストピースを一定の圧で胸壁に密着させておくことが重要である．膜が密着せずに胸壁からはがれるとラ音と紛らわしい音が発生するので，チェストピースの当て方には注意を要する．

❹ 患者に対する心遣い

膜の周囲は金属でできているので冷たい．できれば，手で温めてから患者の皮膚に当ててほしい．

2 患者の体位

❶ 臥位での聴診

坐位での聴診を基本とするが，起き上がれない患者では臥位のまま聴診する．そのさいには仰臥位のみではなく，可能なかぎり側臥位にて背部の聴診を念入りに行う．臥床している患者では，沈下部である背部に病変が生じやすい．そのため，背部では呼吸副雑音が発生しやすい．体位の変換が困難で，仰臥位のまま聴診するさいには，聴診部位のマットレスを押し下げ，聴診器を奥に入れて，背部の広い範囲を聴診する（図17）．

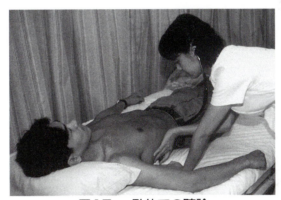

図17 ― 臥位での聴診
背面は，側臥位で聴診することを原則にする．体位変換が困難で，仰臥位のまま聴診するさいには，聴診部位のマットレスを押し下げ，聴診器を奥に入れて，背部の広い範囲を聴診する．

❷ 坐位での聴診

軽く背筋を伸ばした体位を患者にとってもらい，患者の横から聴診するとよい（図18）．患者の正面から聴診する方法は勧められない．聴診を要する患者は一般に咳と痰が多く，患者を前から聴診することは衛生的でないためである．とくに気管切開をしている患者では，咳をするさいに患者が横を向いても気管切開口は前を向いたままであるので，咳と痰はそのまま診察する者にかかってしまう．

腋下を聴診するさいには，患者自身の両手を腰に当ててもらうと聴診しやすい．

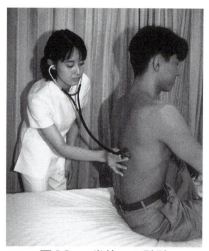

図18 ― 坐位での聴診
坐れる患者の場合は、坐位で聴診すると、胸部の種々の部位を聴診しやすい.

3 聴診部位

❶ 胸部の聴診

　スクリーニングを目的とした聴診であれば、左右の前胸部の上・中・下肺野、左右の背部の上・中・下肺野、および左右の側胸部の計14箇所を聴診すれば十分であろう．異常があれば、さらに多くの部位を聴診する．また、異常な部位がわかっている場合には、その部位を重点的に聴診する．
　重要な点は左右差を比較できるように、左右対称の部位を一組にして聴診することである．聴診器の移動は、呼気の終末に行い、吸気の初めから1呼吸ないし数呼吸聴診する．

❷ 頸部の聴診

　胸壁上の聴診が聴診器のチェストピース周辺の局所の情報しか得られないのに対し、頸部呼吸音の聴診（図19）からは換気の状態、気道の閉塞状態などの肺全体の情報を得ることができるので、頸部はきわめて重要な聴診部位である．とくに緊急に患者の呼吸状態を判断する必要がある場合に優れた聴診部位である．
　また、胸壁上のどこかで聞こえる連続性ラ音の多くは頸部気管上で聴取可能である．すなわち、胸壁上の特定の部位でしか連続性ラ音が聴取されない場合でも頸部1箇所の呼吸音を聴診すれば容易に連続性ラ音を検出できる．そのため、頸部の聴診は喘息患者の経過観察にも優れている．聴診中に患者が咳をすると、耳に痛みを感じるほどの大きな音として聞こえるので注意が必要である．

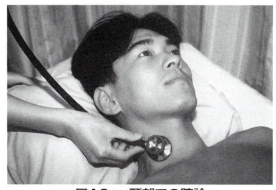

図19 — 頸部での聴診
頸部を聴診すると，換気の状態・気道の閉塞状態などの肺全体の情報を得ることができるので，頸部の聴診を頻繁に行うべきである．また，胸壁上のどこかで聞こえる連続性ラ音の多くは頸部気管上で聴取可能である．

4 呼吸法

❶ 安静換気と大きめの呼吸

原則的に安静換気から聴診を開始する．次にゆっくりと深い呼吸をしてもらう．

❷ 最大呼気位までの呼出

軽度の閉塞性障害を検出する方法として，頸部呼吸音の聴診のさいに患者に安静呼気位（安静換気中の息を吐いた状態）から最大呼気位（息をいっぱいに吐いた状態）まで呼出してもらう方法がある．喘息発作時には安静換気時にも連続性ラ音が聴取されるが，軽快して軽い障害のみとなった場合には，この方法を用いないと異常を検出できない．

一般に閉塞性障害が軽い場合には呼気の終末のみ，もう少し強い障害であれば安静呼気位近くより連続性ラ音が聴取されるので，閉塞性障害のおよその程度を知ることができる．

5 代表的疾患・病態の聴診法のコツ

代表的疾患・病態を例に聴診のさいの注意点を述べる．

❶ 気管支喘息

頸部の聴診を優先させる．先に述べたように，頸部気管上が連続性ラ音をもっとも聴取しやすいからである．さらに，最大呼気位までの呼出を活用する．喘息発作時には安静換気時にも連続性ラ音が聴取されるが，軽快して軽い障害のみとなった場合には，この方法を用いないと異常を検出できない．

❷ 心不全

　背下部，すなわち背部の横隔膜直上で，粗い，あるいは細い断続性ラ音を聴取することが多いので，仰臥位の患者でもこの部位の聴診を怠らない．また，深吸気時の終末に粗い断続性ラ音が聴取されやすいので，患者に大きめの深い呼吸をしてもらう．

❸ 喀痰貯留

　喀痰の貯留部位を推定するには呼吸の位相と断続性ラ音の大きさ，性状に注意する．太い気道に喀痰が貯留したさいには吸気相と呼気相に，大きな，低い，粗い断続性ラ音が聴取される．細い気道に貯留した場合は，吸気相の後半に，小さな，粗い断続性ラ音が聴取される．

❹ 肺炎

　病巣部位の胸壁に一致して細かい，あるいは粗い断続性ラ音が聴取される．

❺ 胸水

　胸水貯留部で呼吸音が低下，あるいは消失する．

❻ 気胸

　患側で呼吸音が消失するので，呼吸音の大きさの左右差に注意する．

❼ 間質性肺炎，肺線維症

　深吸気の終末に，背下部（横隔膜直上）で細かい断続性ラ音がもっとも聴取されやすい．

❽ 肺気腫

　患者に大きな呼吸をしてもらっても全肺野で正常呼吸音が小さいので，呼吸音の大きさに注意する．また，閉塞性障害のため，最大呼気位までの呼出により，呼気の延長と，連続性ラ音が認められやすい．

6 聴診時の注意点

聴診時の注意点を整理して**表1**に示す.

表1 ─ 聴診時の注意点

1. 正常呼吸音について
   - 音の大きさはどうか？
   - 質的変化はないか？
   - 左右差はどうか？

2. 呼吸副雑音について
   - どの部位で聴取されるか？
   - 呼吸の位相との関係は？
     - 吸気時か呼気時か？
     - 吸気時ならば終末のみか？
       - 前半あるいは中期からか？
   - 連続音か断続音か？
   - 音の大きさは？
   - 音の高さは？
   - 音質は？
   - どんな呼吸法で聴取されるか？

第 **2** 章

呼吸音の聴診と評価

　看護実践におけるフィジカルアセスメントの重要性は論をまたない．しかし看護の基礎教育においては，呼吸音の異常についての体系的な学習と経験的なトレーニングの機会を確保することがむずかしいのが現状である．本章では「呼吸音」に徹底的に焦点を当て，正常呼吸音から，呼吸音の異常，副雑音，そして病態別呼吸音についてトレーニングすることができる．

　学習を容易にするために，次ページに掲げた呼吸音の分類にもとづいた配置を行い，全体の中での位置づけがわかりやすいように呼吸音ごとに分類図を載せて，そのページで説明している呼吸音がすぐに判別できるように色をつけている．さらに「その呼吸音が聴かれたときの胸部X線写真」や「呼吸音図」とその解説があることにより，呼吸音の判別のみならず呼吸機能の総合的なアセスメント能力を磨くことができるだろう．

　聴診の方法や聴診部位はフィジカルアセスメントのテキスト，胸部X線写真は読影に関するテキスト，治療は医学書，看護ケアに関しては看護学書，とばらばらに学ばなければならなかった従来の学習方法から，より統合的・効率的に学習できるように工夫してある．看護実践に結びつけやすいように，極力省けるものは省き，シンプルな解説とし，わかりやすさ，見やすさ，そして引きやすさに配慮されている．大いに活用してほしい．

37

呼吸音の分類

　気道・肺胞を換気する気流の音としての呼吸音（breath sounds）と，異常音である副雑音（adventitious sounds）に分類する．
　副雑音は呼吸運動に伴って肺内で発生する異常音であるラ音（pulmonary adventitious sounds）と，その他の異常音（胸膜摩擦音，Hamman's sign，肺血管性雑音など）に分類する．

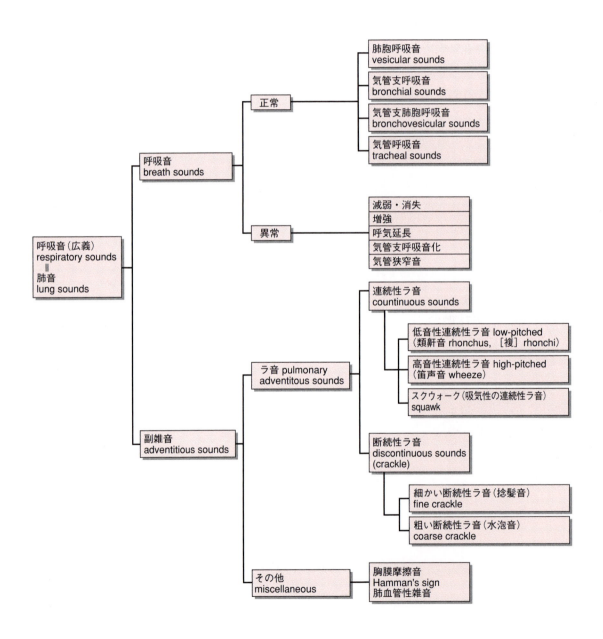

呼吸音（肺音）の特徴

　既存の呼吸音の教材には，ひとつの呼吸音に複合的に呼吸音が収録されていたので，初学者にはとくにわかりにくいものとなっていた．本書の音源は，原則的にひとつの呼吸音の名称について特徴的なひとつの音が録音されているので，各音の特徴を捉えることができるように配慮されている．テキストには，音の特徴，発生機序，聴診部位，関連事項，関連する疾患などが記載されている．また，図には実際の音の聴取部位と呼吸音図が入っているので，テキストを見ながら徹底的にトレーニングしてほしい．

呼吸音の異常と異常呼吸音

　呼吸音の異常には，音の強弱，部位，そし副雑音がある．臨床で，呼吸音の異常を判別すること，すなわち副雑音を聴き分けられること，と捉えられがちだが，「異常呼吸音」と総称した場合には，呼吸音の減弱，消失，増強なども含まれるので注意してほしい．

副雑音

　現在の臨床現場で，とくに看護職間で混乱を極めているのは，副雑音の表記である．副雑音の定訳が浸透していない事情もあり，1980年代に呼吸音の分類が変わったことも手伝って，旧来の用語をそのまま使用したり，聞こえたままの音を「用語」として看護記録に記載している例もある．たとえば，副雑音のことを「肺雑音」と記載している看護記録を目にすることがあるが，心雑音という用語はあっても肺雑音という言葉はない．肺の雑音，であれば，副雑音と表記する．「ヒュー音」などと記載されている記録もある．これはたぶん，ヒューヒューと聞こえた音を短縮して記載したものと思われるが，正しい「用語」ではない以上，「ヒュー音」という書き方で看護記録に記載してはならない．呼吸音の判別に自信が持てなければ，「ヒューヒューとした音が〇〇部位で聴取された」などと，事実をそのまま書くほうがまだよいだろう．しかし，呼吸音の変化をアセスメントしなければならない対象に向き合う看護職は，まず，呼吸音を判別する能力を身につけるための努力が必要であり，そしてその上で，正しい用語を使用した看護記録を書くことが期待される．時間のない中で，「低音性連続性ラ音」と書けなければ「類鼾音」でも「いびき音」でもよい．英語表記がもっとも確実であり，混乱を避ける意味で英語表記を推進している施設もある．いずれにしても共通言語を用いなければ，その現象を説明することはできないのである．

正常呼吸音

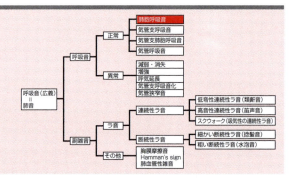

音源1

肺胞呼吸音
Vesicular breath sounds

☐ 音の特徴

　　口をややすぼめた状態，あるいは英語の"F"を発音する口の状態で息を吸い込んだときに出る音に似る．

　　安静換気で，肺胞呼吸音は，低い柔らかい感じの小さな音として聴かれる．

　　吸気時間と呼気時間の比率はほぼ1：2であるが，吸気では吸気全体でほぼ一定の大きさで聴かれ，呼気ではその初めにしか呼吸音が聴かれない．

　　呼気の肺胞呼吸音は，吸気より明らかに弱く，より低い音に聴取される．

　　胸壁の聴診部位により，呼吸音の大きさにはばらつきがある．

　　体格の大きい人は呼吸音が小さく聴かれる．

☐ 聴診部位

　　正常な末梢肺に接する胸壁上の大部分で聴取される．

　　上肺野よりも肺底部でよく聴取される．

☐ 関連事項

　　臨床的には肺胞呼吸音は肺胞換気の指標と考えてよい．

　　少し大きめの呼吸をさせると，肺胞呼吸音がよく聴取できる．

　　大きめの呼吸では吸気時間は延長するが，呼気時間は変化しない．

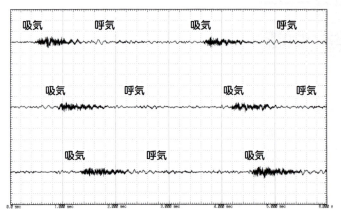

呼吸音図

吸気開始直後より約1秒間，肺胞呼吸音の振幅を認める．呼気は吸気に比較して振幅が明らかに小さく，呼気の前半部にしか振動を認めない．

正常胸部X線写真と肺胞呼吸音の聴診部位

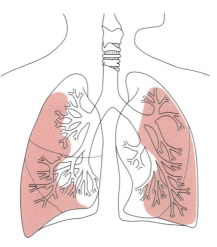
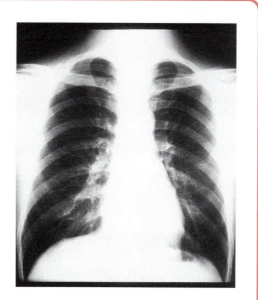

影をつけた領域で肺胞呼吸音を聴取する．

ナレーション

音源1

　肺胞呼吸音は安静換気では"スー"という感じの小さい音です．呼吸音は吸気よりも呼気のほうがさらに小さく，低く聞こえます．吸気と呼気の間で，呼吸音の切れ目は明瞭ではありません．
　【Sounds：肺胞呼吸音】
　また，少し大きめの呼吸をさせると，呼吸音をよく聴くことができます．大きめの呼吸では，吸気が延長しますが，呼気の時間はあまり変化しません．大きめの呼吸です．
　【Sounds：大きめの呼吸の肺胞呼吸音】

正常呼吸音

気管支呼吸音
Bronchial breath sounds

☐ **音の特徴**

　　　　　肺胞呼吸音よりも大きく，高調な成分をもつ呼吸音である．
　　　　　吸気と呼気で呼吸音の大きさはほぼ同じである．
　　　　　持続時間は吸気と呼気で同じくらいである．
　　　　　吸気と呼気の間には，肺胞呼吸音に比べると明らかなポーズが聴取される．

☐ **聴診部位**

　　　　　正常では胸骨上部などの狭い範囲でのみ聴かれる．

正常呼吸音

音源2

気管支肺胞呼吸音
Bronchovesicular breath sounds

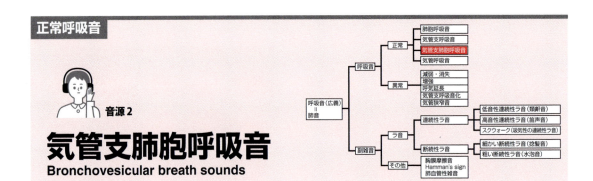

🟥 音の特徴

肺胞呼吸音と気管支呼吸音の中間といわれるが，その定義はやや曖昧である．
吸気，呼気ともに肺胞呼吸音より明瞭に聴取できる．
肺胞呼吸音よりも高い周波数成分が増加している．
吸気の呼吸音は呼気よりも少し大きい程度である．
吸気の呼吸音のほうが呼気よりも長い時間持続するとされる．
吸気と呼気の間にはポーズは明らかではない．

🟥 聴診部位

胸骨周囲，肺尖部（右＞左），肩甲間部にて聴取される．

🟥 関連事項

やせた人では聴取されやすい．
肺胞呼吸音が聴取されるべき部位以外で気管支肺胞呼吸音が聴かれる場合は，これを気管支呼吸音化といい，病的所見である．
聴診部位がからだの中心線に近いため，心音，頸動脈の振動が混入して聴取される．

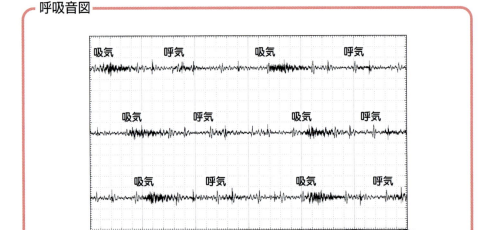

呼吸音図

心音が周波数の低い振動として周期的に記録されている．肺胞呼吸音に比し，呼気の呼吸音の振幅が明瞭化している．

42

気管支肺胞呼吸音の聴取される領域

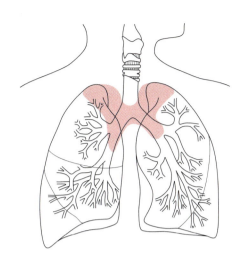

ナレーション

　気管支肺胞呼吸音は，吸気，呼気ともに肺胞呼吸音に比べて明瞭で，呼気でも呼吸音がはっきり聴かれます．肺胞呼吸音よりもやや音が高くなったように聞こえます．心音も混ざって聴かれます．気管支肺胞呼吸音が聴取されるべき部位以外でこの音が聴取されれば，病的と考えられます．

　【Sounds：気管支肺胞呼吸音】

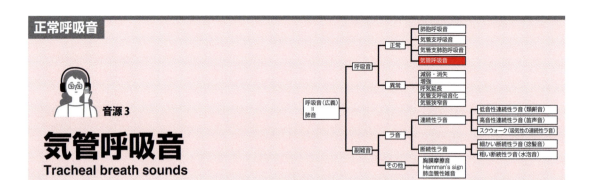

気管呼吸音
Tracheal breath sounds

□ **音の特徴**

荒々しい，粗い感じの呼吸音である．

肺胞呼吸音，気管支（肺胞）呼吸音よりも高調な音の成分が多い．

肺胞呼吸音，気管支（肺胞）呼吸音よりも明らかに大きな音である．

吸気よりも呼気における音が大きい．

吸気よりも呼気の呼吸音の持続が長い．

吸気と呼気の間に明らかなポーズがある．

□ **聴診部位**

頸部気管上で聴取される．

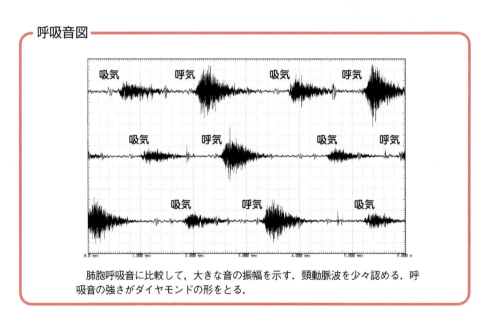

呼吸音図

肺胞呼吸音に比較して，大きな音の振幅を示す．頸動脈波を少々認める．呼吸音の強さがダイヤモンドの形をとる．

気管呼吸音を聴取する領域

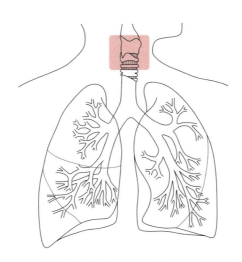

　気管呼吸音は大きく粗い音で，吸気よりも呼気の音のほうが大きく聴かれます．呼気と吸気の間に明らかな音の切れ目があります．肺胞呼吸音や気管支肺胞呼吸音よりも高調な音の成分が多くなっています．

　【Sounds：気管呼吸音】

異常呼吸音

音源4
呼吸音の減弱

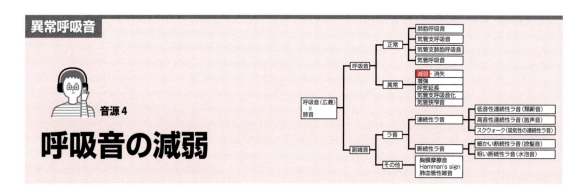

肺胞呼吸音は正常でも小さな音なので，その減弱の判定は容易ではない．左右を対称的に注意深く聴診することが必要である．

気管呼吸音，気管支肺胞呼吸音の減弱にも注意を払う．

☐ **呼吸音低下をきたす病態**（☞ p.48, **表1a**）
- 気胸，胸水，肺気腫，気道内腫瘍や異物による換気量低下，呼吸筋疾患
- 気管支喘息の重篤な発作，肺 胞
- 片肺挿管

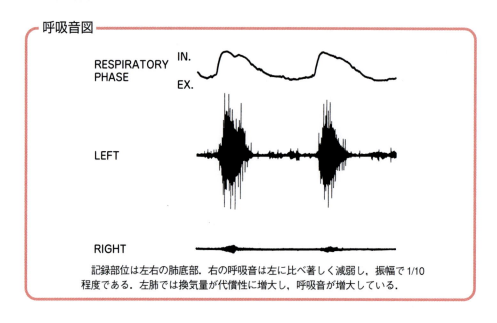

呼吸音図

記録部位は左右の肺底部．右の呼吸音は左に比べ著しく減弱し，振幅で1/10程度である．左肺では換気量が代償性に増大し，呼吸音が増大している．

右主気管支閉塞の胸部 X 線写真

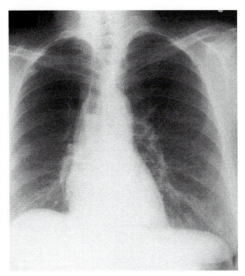

右肺の体積減少, 縦隔の右方向への偏位を認めるが, 肺野は正常である.

 ナレーション

音源4

　安静換気の正常肺胞呼吸音に比べて, 気管支が閉塞している右側では呼吸音は著しく減弱しています. はじめが正常の呼吸音, 次が減弱した呼吸音です.
　【Sounds：正常呼吸音】
　【Sounds：減弱した呼吸音】

☞ 看護の視点から

呼吸音のアセスメントについて　呼吸音のアセスメントでは, どういった音が正常なのか, そのイメージを保つことが重要である. そこからの異常を判断するときに, まず音の強さについて注意を払う必要がある. とくに障害肺区域を代償しているときには, 増強と減弱が顕著になるので,「どこの肺区域で」増強または減弱がみられるのかを特定すること. 第1章の呼吸器系の解剖でも述べたが, 解剖学的ランドマークである肋間と各肺葉の位置関係を把握しておくと, すぐにわかるようになる. 次に鍵となるのが「左右対称性」である(そのために聴診は常に左右で行うように手順がある. フィジカルアセスメント関係の本を見れば必ず掲載しているので, 確認しておいてほしい). 左右を比較して減弱, 増強を判定していく. とくに左右差は患者の日頃の体位とも関係してくるので, 体位変換を計画するときにはアセスメントしておく必要がある.

異常呼吸音

音源5

呼吸音の消失

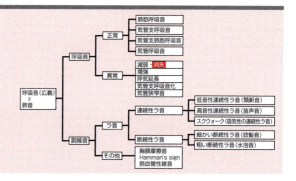

呼吸音が聴取できない領域では換気が消失している可能性がある．

全肺野での呼吸音消失は，呼吸停止，窒息状態にある可能性が高く，緊急対応が必要である．

☐ 呼吸音消失をきたす病態（表1a）

・気道内腫瘍や異物による換気消失
・呼吸運動の停止
・人工呼吸器の動作停止，著明な回路のリーク
・気管チューブの著明なリーク

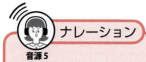

ノイズが混入するのみで呼吸音は消失しています．はじめが正常呼吸音，次が呼吸音の消失です．

【Sounds：正常呼吸音】

【Sounds：呼吸音の消失】

表1a ― 呼吸音の減弱・消失

■ 局所換気量減少
　気腫化（肺気腫など）
　呼吸筋不全（神経筋疾患など）
　気道狭窄（高度）（COPD増悪時，腫瘍など）
　胸膜癒着
■ 伝達障害
　肺実質密度低下（肺気腫など）
　気道閉塞（腫瘍，異物，無気肺，片肺挿管など）
　反射（気胸，胸水など）

松崎道幸ら（1990）．呼吸器病学，中外医学社，p.333 より引用．

異常呼吸音

音源6

呼吸音の増強

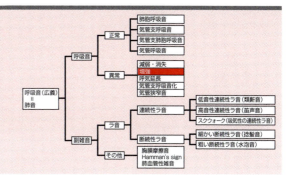

　運動時や過換気症候群など，肺実質に異常がなくても換気量が増大する状態では呼吸音は増強する．

　肺炎，肺線維症などによる呼吸困難をきたすと，換気量が増大し，呼吸音は増強する．また，呼吸数も明らかに増加している場合がある．

　代償性換気増大（腫瘍による気管支閉塞側の対側肺）では，閉塞側では呼吸音減弱，対側では呼吸音増強となる．

ナレーション

音源6

　なんらかの原因で換気量が著明に増大すると，呼吸音が増強します．はじめが正常呼吸音，次が呼吸音の増強です．
　【Sounds：正常呼吸音】
　【Sounds：呼吸音の増強】

表1b ― 呼吸音の増強

■局所換気量増大
　過呼吸（ヒステリー，過換気症候群，低酸素血症など）
　代償性（主気管支閉塞の対側など）
　運動
■乱流成分増加
　気道の部分的狭窄（腫瘍，異物など）
■伝達亢進
　肺実質密度の増加*
　　びまん性（肺うっ血，間質性肺炎，肺胞蛋白症）
　　局所性（急性肺炎，太い気管支〜胸膜に接する腫瘍，梗塞，無気肺）

＊伝達亢進の場合，音の大きさの増強のみでなく，肺胞呼吸音から気管支（肺胞）呼吸音への音質の変化も伴う．
　松崎道幸ら（1990）．呼吸器病学，中外医学社，p.333 より引用．

異常呼吸音

音源7

気管支呼吸音化

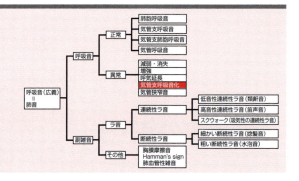

　肺実質の音の伝搬が亢進している場合，肺胞呼吸音が聴取されるべき肺野に，気管支肺胞呼吸音あるいは気管支呼吸音が聴かれる．これを気管支呼吸音化といい，病的である．

◻ **気管支呼吸音化をきたす病態**

　　　　　　　・大葉性肺炎，肺水腫，肺うっ血など

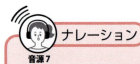

音源7

　大葉性肺炎の呼吸音です．吸気に断続性ラ音が聴かれますが，呼気に注意して下さい．呼気の呼吸音が大きくなり，明瞭に聴取されます．これは呼吸音が気管支呼吸音化しているためです．

　【Sounds：気管支呼吸音化】

呼吸音とコンピュータ

　著者が大学に入学したころに，日本で最初のシングルボードコンピュータがNECより発売された．秋葉原のBitInnで実物を見たが，1枚のロジックボードに，16進法のキーボードとLCDが組み込まれただけの代物であった．やはり，実用に耐えるのは大型コンピュータであった．大学の情報科学研究所の東芝TOSBACを用いて，科学計算言語のFORTRANを勉強してみた．任意の三次元座標データに対する近似平面を計算し，X-Yプロッター上，平面とデータをグラフィックに表現しようとしてうまくプログラムが動かなかった思い出がある．現在のようにグラフィックソフトなど一切なかった時代である．

　著者が呼吸音の研究を始めたきっかけは，コンピュータを計測機器とした研究ができると考えたからである．大学を卒業して呼吸音分析を開始したころには，レコーダからの呼吸音電気信号をパソコンに取り込むためのA/D変換器も発売されていた．とはいえ，A/D変換器の入力電圧とデータレコーダの出力電圧を合わせるために，OPアンプを自作しなければならなかった．

　現在ではノート型パソコンを用いて，再現性の高い呼吸音の取り込みはきわめて容易となってきた．数値演算プロセッサが一般化し，呼吸音周波数分析の計算もほぼリアルタイムで実行できる．臨床的有用性の高い呼吸音の利用法は呼吸の長時間モニターである．それゆえ，異常呼吸音を自動検出するツールとしてのコンピュータは今後ますます重要になってゆくであろう．

連続性ラ音とは

　ある一定時間以上（一般には250msec以上）持続するラ音を連続性ラ音（continuous pulmonary adventitious sounds）と呼ぶ*.

　連続音とは，声や楽器（打楽器を除く）から出るような楽音様の音である.

　連続性ラ音は，繰り返される振動波形をもつ.

　低音性連続性ラ音（類鼾音 rhonchus）と高音性連続性ラ音（笛声音 wheeze）に分類される.

　*本書では，持続時間が100msec程度といわれるスクウォークも連続性ラ音に組み入れた.

発生機序

　気道の一部に狭窄（機能的，器質的，分泌物など）が生じると，その部位で気流速度が増大する.

　気流と気道壁との間の相互作用で気道壁が振動し，連続性ラ音が発生すると考えられる.

連続性ラ音の聴診における注意点

　肺胞呼吸音より大きく明瞭に聴取できることが多く，音源が単一でも広い範囲の胸壁で聴取できる.

　呼気に多く聴取されるが，吸気にもしばしば認める（気管支喘息の増悪時など）.

　頸部での聴診　多くの連続性ラ音は頸部まで伝搬するので頸部気管の聴診は連続性ラ音のスクリーニングによい.

　努力呼出下での聴診　安静換気下で聴取できない場合でも，努力呼出時には連続性ラ音をしばしば認める. 健常人では努力呼出にても連続性ラ音は出現しない.

　単調・単純な連続性ラ音　喘息のような内科的疾患のみでなく，気管・気管支の器質的な狭窄も疑う（気管・気管支内腫瘍，結核による線維性狭窄，気管・気管支の壁外性の圧迫など）.

呼吸音図

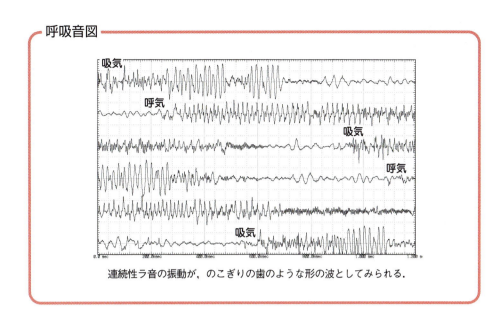

連続性ラ音の振動が，のこぎりの歯のような形の波としてみられる．

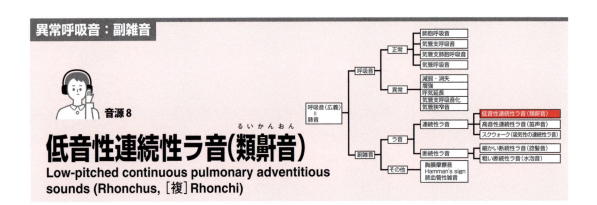

異常呼吸音：副雑音

音源8

低音性連続性ラ音（類鼾音）
るいかんおん
Low-pitched continuous pulmonary adventitious sounds (Rhonchus, [複]Rhonchi)

☐ 音の特徴

低調な連続性ラ音である（周波数は200 Hz以下のことが多い）．

Rhonchusとはギリシャ語に由来し「いびき（鼾）」を意味する．

呼吸ごとに連続性ラ音の出現するタイミング，持続時間などは少しずつ異なるが，全体としてラ音の特徴には再現性がある．

1呼吸に複数個のラ音が出現することもしばしばある．

☐ 発生機序

発生部位は比較的太い気管支である．

気流と気道壁との間の相互作用で気道壁が振動し，連続音が発生する．

☐ 聴診部位

音源に近い胸壁上でよく聴取される．

低音性連続性ラ音は広範囲に伝搬するため，広い胸壁上で聴取される．

頸部気管にもよく伝搬する．

☐ 関連する疾患

気管支喘息，閉塞性肺疾患（肺気腫，慢性気管支炎）の急性増悪，気管支拡張症，喀痰貯留，気管・気管支狭窄，心不全など．

☞ 看護の視点から

低音性連続性ラ音（類鼾音）について　喀痰貯留時に聴かれる音なので，看護実践においてはとくに重要である．音源に近いところで聴取できるので，肺野の「どこに」低音性連続性ラ音が聴かれているのかを特定してから，排痰援助を行うことが効果をあげるコツである．最近はタッピングだけではなく，スクイージングの技術などを使って，排痰を促して呼吸状態を改善することが積極的に行われている．かつて「褥創をつくるのは看護の恥」といわれたが，「術後肺合併症を起こすのは看護の恥」と思って取り組んでほしい．

また，看護ケアの効果判定に有用なだけではなく，呼吸音を聴いていれば治療の効果もよくわかる．低音性連続性ラ音が消失に向かっていれば，呼吸状態はおのずと改善されているので，積極的に患者を動かすことが可能になる．生活行動援助に

おいて活動と休息のバランスを活動に傾けるタイミングを逃さないことが看護実践では重要である．活動を促すことによってますます呼吸状態は改善していくので，この分岐点を把握して介入すると患者の回復は劇的にはやくなる．

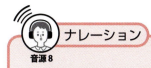

吸気の前半から，大きめの低音性連続性ラ音が出現します．呼気にはやや小さめの連続性ラ音が出現し，途中で音の高さが変わり，かすかな音となっておよそ1秒間持続します．

【Sounds：低音性連続性ラ音（類鼾音 rhonchus）】

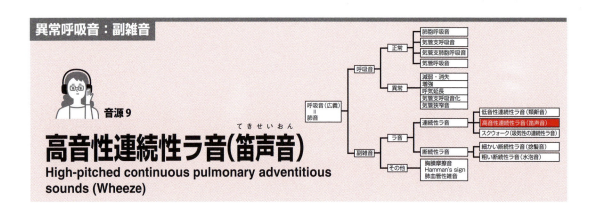

高音性連続性ラ音(笛声音)
てきせいおん
High-pitched continuous pulmonary adventitious sounds (Wheeze)

音源9

☐ 音の特徴

高調な連続性ラ音である（周波数は400Hz以上のことが多い）．
Wheezeは「あえぐ（喘ぐ）」を意味する．

☐ 発生機序

発生部位は細い気管支であると推定される．
気流と気道壁との間の相互作用で気道壁が振動し，連続音が発生する．

☐ 聴診部位

音源に近い胸壁上で聴取される．
低音性連続性ラ音よりも小さな音であることが多く，伝搬する胸壁の範囲は狭い．
頸部気管にも伝搬するが，低音性連続性ラ音よりも伝搬しにくい．

☐ 関連事項

気管支喘息では広範な気道狭窄状態にあるので，笛声音はしばしば認められる（300Hz前後の周波数の連続音から高音性として感じるとされる）．
笛声音が認められれば，内科的疾患では気管支喘息が疑われる．
単調な，単音性の笛声音では腫瘍による気管・気管支狭窄などを疑う．
狭窄の程度により太い気管支，気管からも笛声音は発生する．

☐ 関連する疾患

気管支喘息（とくに発作中），腫瘍による気管・気管支狭窄など．

☞ 看護の視点から

<u>高音性連続性ラ音(笛声音)について</u>　気管支がなんらかの原因で狭窄状態にあると，その狭くなった部位を通過するさいに笛のような高音性の音が発生する．喘息発作時では呼気延長の呼吸パターンを示すので，呼気に強く聴かれるのも特徴的であり，胸郭の動き，どの呼吸筋を使用しているか，吸気・呼気の比率はどのくらいか，それらを総合的に観察して呼吸状態を把握することが重要である．がん細胞の増殖による不完全な気道狭窄の場合には呼気・吸気ともに聴かれることがある．扁平上皮がんは中枢側気管支に発生するために部位を特定して聴くとよいだろう．また，聴取した項目は看護記録に記載する．Wheezing（喘鳴）は看護記録の中でも

一般的に使用される用語であるが，明らかにクラックル（断続性ラ音）であるのに，「Wheezing が聴かれる」と誤解して表現している場面にしばしば遭遇する．鑑別をしっかりつけるようにトレーニングしてほしい．

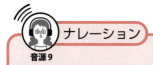

呼気を開始してしばらく後に，高音性連続性ラ音が聴取されます．このラ音では，呼気後半になると少し音が大きくなっています．

【Sounds：高音性連続性ラ音（笛声音 wheeze）】

断続性ラ音（クラックル）とは

　持続時間の短い不連続的に発生するラ音が断続性ラ音（discontinuous pulmonary adventitious sounds）である．

　何かが破裂，爆発するような，非楽音様の音である．

　クラックル（crackle）とも呼ばれ，細かい断続性ラ音（捻髪音　fine crackle）と粗い断続性ラ音（水泡音　coarse crackle）に分類される．

発生機序

　捻髪音と水泡音では発生機序が異なるといわれている．

　捻髪音　呼気時に細い気管支レベルで気道はいったん虚脱し，吸気時に突然再開放することが音の発生源となる．

　水泡音　気管支壁に張った液体膜が呼吸運動により破裂することで発生すると考えられている．

聴診法の要点

■捻髪音

　両側下肺野，とくに背側肺底部に多く出現する．

　深呼吸をさせるとラ音は多数出現する．深呼吸を繰り返すと再びラ音が少なくなる．

　微妙な症例には呼気にてしばらく息ごらえをさせた後，深吸気させるとラ音数が多くなる

　まれに健常人でも聴取されることがある．

■水泡音

　疾患肺区域に隣接する胸壁上で聴取される．呼吸を大きくさせてもラ音の数はあまり変化はない．

　咳をするとラ音数，聴取される部位が移動する場合もあるが，多くは各呼吸ごとでラ音の個数，出現するタイミングには再現性がある．

　口元まで伝わることがある．口元では，胸壁上での水泡音もパリパリとした感じに聴取される．すべての水泡音が口元まで伝わるわけではない．

　捻髪音と異なり，健常人では聴取されることはない．

呼吸音図

細かい断続性ラ音（捻髪音）

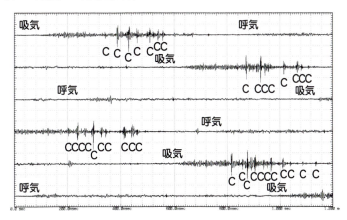

吸気後半から細かい断続性ラ音（捻髪音）(C) が多数出現している．

粗い断続性ラ音（水泡音）

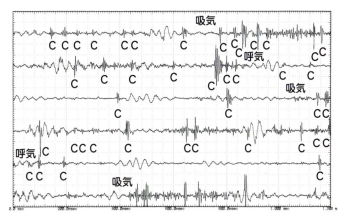

吸気全相にわたり粗い断続性ラ音（水泡音）(C) が多発している．呼気にも少数の水泡音が存在する．

異常呼吸音：副雑音

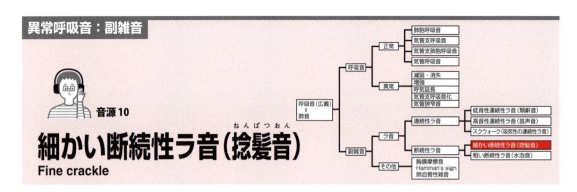

音源10

細かい断続性ラ音（捻髪音）
Fine crackle

☐ 音の特徴
細かい，音の小さい，高調な音の断続性ラ音である．
持続時間は短い（5 msec 以下のことが多い）．
バリバリ，パリパリ，メリメリした感じ，金属的な感じのするラ音とも表現される．
聴診している胸壁直下で捻髪音が発生しているように聴かれる．
吸気の後半に多数のラ音が出現する（収録ではきわめて多数の，非常に細かい音を聴取している）．
捻髪音は髪を耳元でねじる（捻る）音に類似している．

☐ 発生機序
呼気時にいったん虚脱した細い気管支が，吸気時に突然再開放することが，音の発生源であると考えられている．

☐ 聴診部位
病変部位の胸壁上．
下肺野に多数聴かれる．
前胸部よりも背側に多く聴かれる．
小さな音であるため，広い範囲の胸壁を伝搬することはない．

☐ 関連する疾患
肺線維症/特発性間質性肺炎，塵肺，石綿肺，膠原病肺，過敏性肺臓炎，薬剤性肺臓炎，放射線肺臓炎などの間質性肺疾患，軽度心不全，肺水腫初期，肺炎初期，パラコート肺などで聴取される．
サルコイドーシスでは出現する頻度は少なく，間質性肺疾患でも好酸球性肺炎ではほとんど聴取しない．

☐ 体位・運動による変化
ファウラー位や坐位で背側下肺野に多数出現する．
腹臥位では，背側の胸壁でも出現しにくくなる．

☞ 看護の視点から
細かい断続性ラ音（捻髪音）について　心不全でも肺炎でも初期に聴かれる音で

看護師必携 南江堂の看護好評書籍

ナースビギンズシリーズ

一人前をめざすナースのための明日から使える看護手技が満載

気管吸引・排痰法

正しく・うまく・安全に

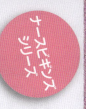

● 著　道又元裕

B5判・126頁　2012.4.
ISBN978-4-524-26414-8
定価（本体2,100円＋税）

臨床実践フィジカルアセスメント

急変対応が10倍アップ

● 編集　佐藤憲明

B5判・182頁　2012.5.
ISBN978-4-524-26472-8
定価（本体2,400円＋税）

使いこなし人工呼吸器（改訂第2版）

初めての人が達人になれる

● 著　露木菜緒

B5判・172頁　2016.8.
ISBN978-4-524-25476-7
定価（本体2,300円＋税）

ドレーン管理

看るべきところがよくわかる

● 編集　藤谷智子・福澤知子

B5判・174頁　2014.4.
ISBN978-4-524-26749-1
定価（本体2,300円＋税）

急変対応と蘇生の技術

気づいて見抜いてすぐ動く

● 編集　三上剛人

B5判・236頁　2016.11.
ISBN978-4-524-26797-2
定価（本体2,700円＋税）

心電図のみかた

今すぐ看護ケアに活かせる

● 編集　藤澤智子

B5判・184頁　2019.4.
ISBN978-4-524-25951-9
定価（本体2,400円＋税）

最新刊

今日の治療薬 2019 解説と便覧

2019年版はミントグリーン

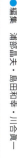

● 編集　浦部晶夫・島田和幸・川合眞一

便覧：①RMP（医薬品リスク管理計画）を追加　②薬物動態欄を充実
解説：「今後の薬物療法の展望」を新設
付録：インデックスシールを従来の「小児の平均体重」「図で見る主な便秘症治療薬の薬理作用」に加えて、「バイオシミラー」「慢性便秘症治療薬」を追加掲載

B6判・1,472頁　2019.1.　定価（本体4,600円＋税）

緩和ケア（増補版）

ここが知りたかった

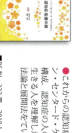

● 著　余宮きのみ

緩和ケア

よい質問から広がる

● 著　余宮きのみ

認知症看護の扉

パーソン・センタード・ケアでひらく

● 編集　鈴木みずえ・酒井郁子

これからの認知症看護に欠かせない「パーソン・センタード・ケア」の概念を基盤に全体構成。認知症の人の視点に立ちながら、生きる人々を尊重したうえで、具体的なケアの方法と展開方法をていねいに解説。

B5判・332頁　2018.1.　定価（本体3,800円＋税）

看取りケア プラクティスとエビデンス

今日から活かせる72のエッセンス

● 編集　宮下光令・林ゑり子

看取り期における患者・家族の意向に添うことをめざし、看護師がもっておくとよいケアを実践する医療者に必要な知識、患者・家族のケアだけでなく医療者自身のケアにも言及した＜医療者自身のケアにも＞。

B5判・312頁　2018.2.　定価（本体3,000円＋税）

医療関連感染対策

基礎から学ぶ

標準予防策からサーベイランスまで

改訂第3版

● 著　坂本史衣

痛みの考えかた
しくみ・何を・どう効かす

- 著 丸山一男
- 第3弾！
- A5判・366頁　2014.4.
- 定価（本体3,200円＋税）

周術期輸液の考えかた
何を・どれだけ・どのように

- 著 丸山一男
- 第1弾！
- A5判・198頁　2005.2.
- 定価（本体3,500円＋税）

人工呼吸の考えかた
いつ・どうして・どのように

- 著 丸山一男
- 第2弾！
- A5判・284頁　2009.7.
- 定価（本体3,200円＋税）

ナラティヴでみる看護倫理
6つのケースで感じるちからを育む

- 編集 鶴若麻理・麻原きよみ
- 現代の医療倫理問題を照らす6つのケースを通して、登場人物の声に耳をかたむける。1人称のナラティヴでときあかす看護倫理の新しいテキスト。
- B5判・126頁　2013.12.
- 定価（本体1,900円＋税）

同種造血幹細胞移植後フォローアップ看護

- 編集 日本造血細胞移植学会
- 同種造血幹細胞移植をめぐる現状、移植後合併症の基礎知識、移植後の外来フォローアップにおいてる看護師に必要な知識・技術を詳細かつわかりやすく解説。
- B5判・204頁　2014.3.
- 定価（本体4,000円＋税）

がん看護BOOKS
がん患者のメンタルケア

- 著 川名典子
- 長年がん患者に寄り添ってきた臨床活動のうえに理論的考察を重ねて導きだされた理論「ストレス・バランス・モデル」を提案。
- A5判・240頁　2014.12.
- 定価（本体3,000円＋税）

造血幹細胞移植の看護（改訂第2版）

- 監修 河野文夫
- 編集 日髙道弘・髙尾珠江
- 治療の選択における意思決定の場面から、治療中、退院後の外来フォローにいたるまでさらに充実、図やイラストを豊富に取り入れ、わかりやすさを追求しました。
- B5判・232頁　2014.3.
- 定価（本体3,200円＋税）

酸塩基平衡の考えかた
故（ふる）きを温（たず）ねて・Stewart

遊びごころに満ちたイラストと解説を読み進めるうちに「考えかた」が身につく。しくみと「考えかた」から世界が広がる。『考えかた』シリーズ第4弾！

データの読みによる病態の把握、さらに治療へと繋がる道筋という"考えかた"をもとに解説。難解にみえる概念や計算式もすんなり頭にはいってくる。

- A5判・272頁　2019.3.
- 定価（本体3,200円＋税）

最新刊

がん薬物療法看護スキルアップ

- 編集 国立がん研究センター看護部
- 責任編集 森文子・内山由美子
- がん薬物療法看護を専門とする医師、薬剤師、看護師、認定看護師が執筆。がん薬物療法の治療と看護を体系的に解説。
- B5判・266頁　2018.2.
- 定価（本体3,200円＋税）

"どうすればよいか？"に答える
せん妄のスタンダードケアQ&A 100

- 編集 酒井郁子・渡邉博幸
- 早期発見、対応、予防に目的・ケア別に章立分かれ、必要な情報を網羅。専門にとどまらず、多様なニーズに応える一冊。
- B5判・174頁　2014.3.
- 定価（本体2,500円＋税）

看護の教育・実践にいかすリフレクション
豊かな看護を拓く鍵

- 著 田村由美・池西悦子
- 「看護のリフレクション」の本邦初の本格的なテキスト。看護の質向上を目指す教育者、管理者、実践者必読。
- A5判・206頁　2014.12.
- 定価（本体2,800円＋税）

ナースの"困った!"にこたえる
こちら臨床倫理相談室
患者さんが納得できる最善とは

- 編集 稲葉一人・板井孝壱郎・濱口恵子
- 「がん看護」の特集号を書籍化。法的、倫理的な問題の特集を踏まえつつ、読み物のように展開し、レクチャーや事例を交えている点が読み進められる。
- B5判・240頁　2017.12.
- 定価（本体3,000円＋税）

消化器内視鏡技師・ナースのバイブル
検査・診療・治療の看護・介助

● 編集 田村君英・星野 洋

■ B5判・262頁 2008.10.
定価（本体 3,200円＋税）

今日の助産
マタニティサイクルの助産診断・実践過程（改訂第4版）

● マタニティサイクルの助産診断と実践過程に焦点をあてた標準テキスト。"いまの助産"がわかる一冊。

● 編集 北川眞理子・内山和美
● 医学監修 生田克夫

■ A5判・1,224頁 2019.3.
定価（本体 8,800円＋税）

ご購入・ご注文はお近くの書店まで

病棟マネジメントに役立つ！みんなの看護管理

● PDCA サイクルなどの理論や、問題解決の事例を豊富に収載。

● 編集 任 和子

■ B5判・164頁 2013.6.
定価（本体 2,400円＋税）

エビデンスをもとに答える妊産婦・授乳婦の疑問92

● 食事・くすり・環境……多岐にわたる妊産婦・乳婦の疑問を、見開きで解説。コクランやランセット等のシステマティックレビューによる最新情報・研究を収載。

● 総編集 堀内成子
● 分担編集 飯田真理子・中村幸代・永森久美子・八重ゆかり

■ B5判・276頁 2015.6.
定価（本体 3,000円＋税）

疾患・症状別 今日の治療と看護（改訂第3版）

● 800項目におよぶ疾患・症状を網羅。臨床現場で、実習で、すぐに役立つ看護師・看護学生のための安心の一冊。

● 総編集 永井良三・大田 健

■ A5判・1,494頁 2013.3.
定価（本体 9,000円＋税）

小児クリティカルケア看護 基本と実践

● トリアージやファミリーケアにも役立つ一冊。

● 編集 中田 諭

■ B5判・350頁 2011.9.
定価（本体 3,400円＋税）

看護師・検査技師・研修医のためのナース・メーカーの心電図が好きになる！（改訂第2版）

● 著 山下武志・葉山恵津子

■ A5判・164頁 2014.10.
定価（本体 2,500円＋税）

ナース・研修医のための心電図が好きになる！

● 著 山下武志

■ A5判・162頁 2004.9.
定価（本体 2,500円＋税）

新 読み方つき 医学・看護略語辞典

● 使い勝手を徹底させた実用本位の決定版！略語の慣用読みには読み方を、和訳には漢字に振りがなを付け、さらに一見しただけでは意味がつかみにくいものには補足説明を付した。

● 編集 南江堂看護編集部

■ B6判・420頁 2007.4.
定価（本体 2,800円＋税）

根拠がわかるナースのための透析ケアQ&A

● 透析ケアのしくみがよくわからない、そんなナースにもおすすめの一冊。

● 編集 富野康日己

■ B6判・266頁 2004.7.
定価（本体 2,200円＋税）

もっといい方法がみつかる目からウロコの感染対策

● 院内のマニュアルに記載されていない、原則通りにやってもうまくいかないなど、日々の悩みの種を解決する"目からウロコ"の一冊。

● 編集 大滝知子・藤田次郎

■ B5判・166頁 2012.2.
定価（本体 2,400円＋税）

みえる生命誕生 受胎・妊娠・出産

● 母性看護学、助産学、産科学の、目をみはる美しさのビジュアル図鑑。

● 監訳 池ノ上克・前原澄子

■ A4変型判・256頁 2013.11.
定価（本体 5,600円＋税）

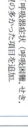
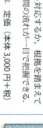
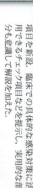

実践の場で要求されるハイレベルな知識をわかりやすく解説。

皮膚科エキスパートナーシング（改訂第2版）
耳鼻咽喉科エキスパートナーシング（改訂第2版）
心臓外科エキスパートナーシング（改訂第4版）

●編集 藤野智子・道又元裕

症状・訴え・場所別の"よくある急変事項"を、ケアのプロの視点で解説。いざというとき、どう対応するかを予測し、どんな事態にも先取りし、患者の不幸な転帰をケアの力で回避するカテが満載。

A5判・188頁 2011.6. 定価（本体 2,200円+税）

解剖の特長、フェンタニル舌下、パシカル錠の選択や使い方、呼吸困難（呼吸困難感、せき、たん）等の要望の多かった項目を追加。

A5判・302頁 2016.6. 定価（本体 2,900円+税）

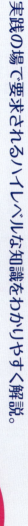

眼科エキスパートナーシング（改訂第2版）
血液・造血器疾患エキスパートナーシング

B5判・262〜526頁 定価（本体 3,400〜4,200円）

再び見て、どのような員、どうメイミングで行い、その後どう対応するか、根拠に基づきて具体的に解説、質問の流れがこれ1冊で把握できる。

A5判・246頁 2017.2. 定価（本体 3,000円+税）

基礎からはじめる鎮痛・鎮静臨床のために

せん妄予防と早期離床のために

●監修 道又元裕　●編集 剱持雄二

集中治療室で看護師が行っている鎮痛・鎮静管理を平易に解説。ベッドサイドですぐに活用できる実践書。PAD ガイドラインや ABCDE バンドルといった最新の情報に対応。

B5判・168頁 2015.2. 定価（本体 2,800円+税）

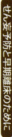

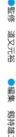
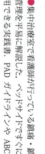
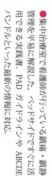

急変の見方・対応とドクターコール

転倒・転落予防のベストプラクティス

エキスパートナーシングシリーズ

ベッドサイドですぐに使える！

●編集 鈴木みずえ

急性期・リハ期・慢性期退院者、在宅療養中高齢者に特徴的な転倒ケース、その アセスメント、対応のコツを素早く実践できる。転倒・転落予防に役立つすべてがわかる一冊。

B5判・392頁 2019.3. 定価（本体 3,900円+税）

最新刊

心臓外科エキスパートナーシング 改訂第4版

B5判・132頁 2019.2. 定価（本体 2,800円+税）

14場面と10ケースの押さえておきたい！やってはいけない！
臨床場面でわかる！くすりの知識

●監修 五味田 裕　●編集 荒木博陽

くすりに関する 14 場面、10 ケース、さらにそこから生まれる 62 の疑問をもとに臨床に生かせるくすりの知識を解説する実践書。

B5判・288頁 2013.3. 定価（本体 2,800円+税）

よくわかる脳の障害とケア
解剖・病態・画像と症状がつながる！

●監修 酒井保治郎　●編集 小宮桂治

多岐多彩な症状をきたす脳機能障害。その症状を予測しケアに役立てる方法を、「脳の解剖」「脳の病態」「脳の画像」「脳の神経症状」の観点から解説した、脳機能障害の入門書。

B5判・208頁 2013.3. 定価（本体 2,500円+税）

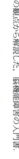
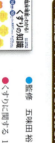

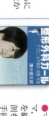

整形外科ガール
ケアにいかす解剖・疾患・手術

●著 清水健太郎

マンガ風解剖図、オモシロイラスト、4 コマ漫画、知的で芝居っぽいコラムで、画像、手術シーンを織り交ぜた独特な視点。ひっつきにくい骨折、疾患など、むずかしい解剖、ふくざつな骨折、疾患など、むずかしい手術も、楽しみながらスムーズに学べる。

AB判・302頁 2014.2. 定価（本体 3,200円+税）

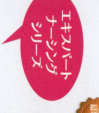
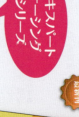

南江堂

〒113-8410 東京都文京区本郷三丁目42-6 （営業）TEL 03-3811-7239 FAX 03-3811-7230

www.nankodo.co.jp

あるために，早期発見に役立つ．従来のアセスメントでは発見が遅れても，ナースが呼吸音を連続的に聴診し，判断することができれば，かなりの確率で早期に発見できると思われる．

過敏性肺臓炎の胸部 X 線写真

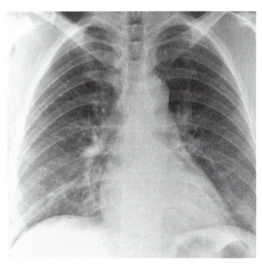

胸部X線所見では特記すべき異常を認めない．しかし，この症例では多数の捻髪音が聴取される．

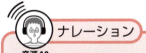

細かい断続性ラ音，すなわち捻髪音は，はじけるような，耳に近く感じるバリバリ，パリパリ，メリメリとした音に聞こえます．この録音では，呼吸困難のため換気量が増大し，肺胞呼吸音が大きく聞こえます．呼吸音が小さくなりはじめた吸気後半に，捻髪音がかたまって聴取できます．呼気には捻髪音は出現していません．

【Sounds：細かい断続性ラ音（捻髪音）】

異常呼吸音：副雑音

音源11

粗い断続性ラ音（水泡音）
Coarse crackle

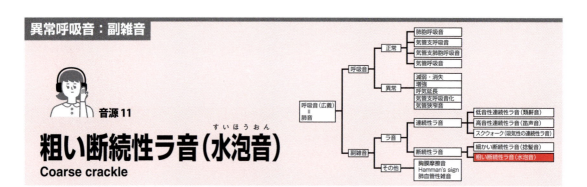

■ 音の特徴
粗い，音の大きい，低調な音の断続性ラ音である．
持続時間は長い（10 msec程度あるいはそれ以上）．
ブツブツという感じの音である．
吸気相の前半から出現しはじめる．
呼気にも聴取できる．

■ 発生機序
気管支壁に張った液体膜が気流により破裂することで発生すると考えられている．

■ 聴診部位
病変部位に接した胸壁（例：肺炎がある肺区域，肺葉など）．
音は捻髪音よりも大きいため，ある程度の範囲の胸壁を伝搬する．

■ 関連する疾患
気管支拡張症，肺炎，慢性気管支炎・肺気腫など慢性呼吸器疾患の感染時，心不全，進行した肺水腫などで聴取される．

■ 体位・運動による変化
咳嗽などの胸郭運動があっても，水泡音は変化が少ないといわれている．
喀痰が移動することにより，水泡音が消退することはある．

☞ 看護の視点から

粗い断続性ラ音（水泡音）について　低い音なので連続性ラ音との鑑別ができるようにしておく．音の連続性や特徴で鑑別するのはもちろんのこと，発生機序から考えても，「どこで」聴かれるのか（肺区域，肺葉名を明記），「いつ」聴かれるのか（吸気か呼気か）でかなり判断の精度は向上するので，鑑別できるようにトレーニングしておく．重症心不全などの非常に重篤な状態では患者の傍に行っただけで聴かれることがある．

また，喀痰貯留時にも聴かれ，吸引前後での比較が重要となる（第3章の事例の展開のところで，喀痰吸引前後における断続性ラ音の消失，肺胞呼吸音の聴取がみられるので，そちらも聴いてみるとよい）．

気管支拡張症の胸部X線写真と模式図

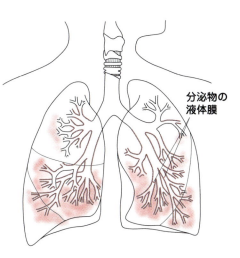
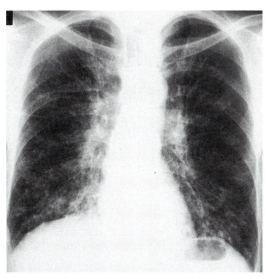

分泌物の液体膜

両側の下肺野を中心に，線状陰影，輪状陰影，肥厚した気管支壁の陰影，気管支肺炎像を認める．拡張した肺動脈により両側肺門部が拡大している．

ナレーション
音源11

　粗い断続性ラ音，すなわち水泡音は吸気前半に多い傾向がありますが，吸気全相にわたって出現します．呼気では吸気よりラ音の数は少なくなります．ブツブツ，ブクブクという感じの，比較的大きな，低い音として聴取されます．

【Sounds：粗い断続性ラ音（水泡音）】

聴診器あれこれ

　呼吸器の聴診の仕事にかかわっていると，聴診器にも興味がわいてくる．現在，著者が使用しているのは，Littman社Cardiology IIのロングタイプで，シャフトが青色の聴診器である．著者が留学から帰国するとき記念に購入した聴診器である．当時，日本国内へはこの機種の黒と灰色のシャフトのモデルしか輸入されていなかった．アメリカでは赤いシャフトのモデルも入手可能であったが，さすがに赤色を購入することは躊躇された．シャフトの色は数色から選べるだけだが，聴診器自体は数多くの機種が市販されている．Hewlett Packard社のシャフトが2本独立しておりベル部や膜部のプラグを交換できる聴診器，AllenのマークX，New Port社のシリーズXII，Tycos社のトリプルヘッド聴診器，Bethlehem corp.社の太鼓型ヘッドの聴診器，Littman社Cardiology II S.E.やMaster Cardiology，国産ではケンツメディコ社ステレオフォネット（ステレオ聴診器）などが印象に残る聴診器である．

　これらの聴診器は高価な聴診器であるだけに音の伝達特性はよいと思われている．しかし，立派な聴診器といえども音の伝達特性は決して平坦ではない．実際には呼吸音を聴診器というフィルターを通して聴いているのである．そこで著者らは聴診器のイヤーピースにマイクロホンを装着して収録した呼吸音を分析したことがある．捻髪音を特徴づける重要な周波数成分は聴診器を通しても十分に伝達されていたので安心した記憶がある．やはり，重要なのは聴診器から聞こえた音をいかに耳（頭？）で認識するかということになる．

　聴診器の長さを短くしてよいか尋ねられることがある．聴診器のシャフトは短いほうが音の伝達特性はよい．1本の伝音管構造をもつシャフトであれば，短くしても大きな問題はない．ただし，あまりに短くすると血圧の測定のさいには不便である．一方，高級な聴診器ではシャフトの内部が左右二つの伝音管に機能的にわかれているので注意が必要である．

　ユニークな聴診器としてステレオ聴診器がある．チェストピース自体が左右のチャンネルにわかれており，呼吸音や心音が広がって聴取できる．とくに，心雑音では雑音を生じる血流の方向が臨場感豊かに感じられる．また，捻髪音は音源が一つではなく，多数あることが聴き取れる．

　イヤーピースに続く金属導管やチェストピースの金属部分はステンレス製の聴診器がほとんどであるが，金属部分に金メッキをほどこした聴診器も販売されている．金色の聴診器だからよい聴診ができるという保証はまったくない．しかし，少なくとも価格の高い聴診器を持っているという優越感に浸ることはできる．

　最近では電子聴診器がHewlett Packard社やケンツメディコ社より販売されている．聴力が低下してきた医師には恩恵があるのではあるまいか．欲を言えば，診断機能が内蔵されており，胸部に当てただけで，水泡音，笛声音，気管支呼吸音化などと所見を表示してくれる電子聴診器があれば便利なのだが．

　聴診器は毎日使う診察道具なのでいろいろこだわりがある．

病態別呼吸音

　実際の状況に即した音が収録されている．どういった病態のときにどのような音が聴かれるのかについて提示してあり，さらに本書に特徴的なのはすべてに胸部X線写真とその病変部位がわかりやすいように解説的な模式図を示していることである．呼吸音と胸部X線写真の読影がリンクして学習できるようになっている．臨床的にナースがもっとも知りたい部分であり，もっとも身につけたい判断能力であろう．呼吸音を聴けるようになったからといって，それが何を意味するのか，からだの中に何が起きているのかを理解していなければ，どのように対処すればよいのか，つまりどのように介入する必要があるのかが見えてこない．初めは，次ページ以降のような状態にある患者に遭遇したときに，呼吸音を聴くことによって確認することを繰り返し，実際の「その患者」は，どのような呼吸音が，どの部位で，どういった体位で，聴かれたのかを記録していく．そういった実践の積み重ねによって，やがてはこの呼吸音がどのような部位で聴かれているから，といった発想に切り替えていくことが可能になり，呼吸音から病態を把握できるようになるだろう．本音源での反復的なトレーニングと具体的なイメージを描くことによって日々の看護実践に生かしてほしい．

65

病態別呼吸音

音源12

自然気胸
Spontaneous pneumothorax

呼吸音（広義）＝肺音
- 呼吸音
  - 正常
    - 肺胞呼吸音
    - 気管支呼吸音
    - 気管支肺胞呼吸音
    - 気管呼吸音
  - 異常
    - 減弱・消失
    - 増強
    - 呼気延長
    - 気管支呼吸音化
    - 気管狭窄音
- 副雑音
  - ラ音
    - 連続性ラ音
      - 低音性連続性ラ音（類鼾音）
      - 高音性連続性ラ音（笛声音）
      - スクウォーク（吸気性の連続性ラ音）
    - 断続性ラ音
      - 細かい断続性ラ音（捻髪音）
      - 粗い断続性ラ音（水泡音）
  - その他
    - 胸膜摩擦音
    - Hamman's sign
    - 肺血管性雑音

☐ 音の特徴

肺胞呼吸音の大きさの減弱.

声音聴診（声音振盪）の減弱.

呼吸音, 声音の減弱には音質の変化を伴わない. やぎ声（エゴフォニー）は認めない.

> **エゴフォニー（やぎ声）** 胸水などにより胸腔内での音の伝搬特性が変化して, 声音の伝搬を胸壁にて聴診すると, あたかも "やぎ" が鳴いているように聞こえることをいう.

☐ 発生機序

気胸では, ①肺の虚脱, 容積の減少, ②肺胞換気の低下, ③気胸の空気による音の伝達低下, 反射などが生じる. ①, ②により呼吸音の発生自体が弱くなり, ③により胸壁上で聴かれる呼吸音（声音）がさらに減弱する.

☐ 聴診部位

気胸側の空気が集まりやすい上肺野（坐位あるいは立位）.

左右の肺野で呼吸音の大きさを比較しながら聴診する.

☐ 体位・運動による変化

軽度気胸では, 坐位やファウラー位にすると上肺野の呼吸音の差を聴取しやすい.

☐ どのように対処するか

バイタルサイン確認（血圧, 呼吸数, チアノーゼの有無など）.

安静の保持.

呼吸困難の評価.

胸痛に対し鎮痛剤.

症例の胸部X線写真と模式図

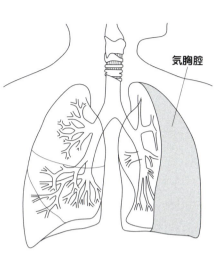
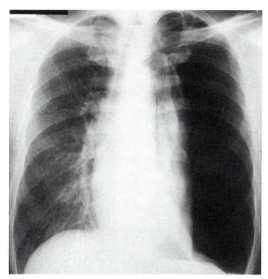

左肺の気胸である．気胸（黒く写る部分）により左肺は中等度虚脱している．心・縦隔の対側（右側）への偏位を認める．

ナレーション

音源12

　自然気胸では肺胞呼吸音の減弱や，声音聴診の減弱がみられます．声音聴診とは，声の伝わり方を聴診する診察方法です．

　はじめが正常の肺胞呼吸音，次が減弱した肺胞呼吸音です．

　【Sounds：正常呼吸音】

　【Sounds：自然気胸】

症例の聴診部位

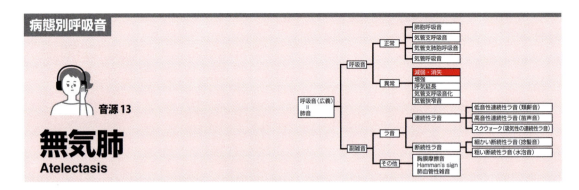

音の特徴

無気肺では肺胞呼吸音は減弱する．

一側全体の無気肺では，肺胞呼吸音がほぼ消失する（対側の健常肺で肺胞呼吸音が増強する）．

発生機序

肺の換気が消失すると（気管支内の腫瘍や異物による気管支閉塞などの原因によって），肺内の空気は血流によって吸収されるので無気肺となる．

無気肺では換気が消失しているので，無気肺自体は呼吸音を発生しない．しかし，呼吸音は周囲の肺からも伝搬してくるため，無気肺部位でも減弱した呼吸音が聴取される．

一側全体の無気肺では反対側からの肺胞呼吸音はほとんど伝搬しないので，呼吸音がほぼ消失する．

聴診部位

無気肺に接する胸壁．

関連する疾患

無気肺の原疾患として，原発性肺癌，転移性肺癌，気管支カルチノイド，気管支異物，気管支の変形など．

体位・運動による変化

特記すべき変化をきたさない．

どのように対処するか

原因となる悪性腫瘍が外科的に切除可能なら摘出術を行う．

外科的治療が不可能なら，放射線や気管支鏡下レーザー治療で，気管支閉塞を解除する．

症例の胸部X線写真，気管支鏡写真と模式図

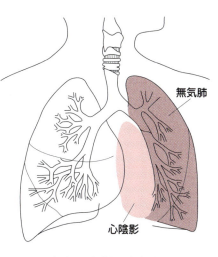
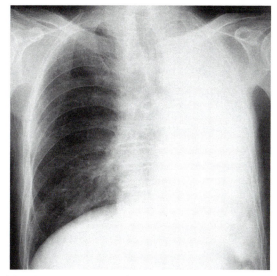

左肺は一側全体の無気肺となっており，含気を認めない．左肺の体積が減少しているため，心・縦隔が左側に偏位していることがわかる．

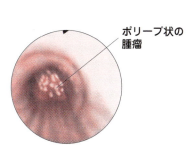
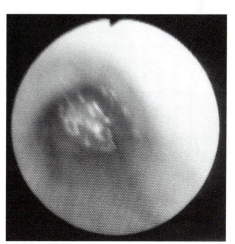

左主気管支内にポリープ状の腫瘤を認め，完全に内腔を閉塞している．このために換気が障害される．

ナレーション

音源13

最初の録音は，無気肺の呼吸音です．片方の肺全体の無気肺では肺胞呼吸音がほぼ消失して聴かれます．この症例では，わずかに肺胞呼吸音と心音が混入しているのがわかります．

【Sounds：無気肺】

2番目の録音は，反対側の健常部の呼吸音です．代償性に換気が増大しているため肺胞呼吸音が大きく，明瞭に聴かれます．

【Sounds：反対側健常部】

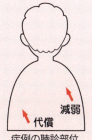

症例の聴診部位

| 病態別呼吸音 |

音源14

胸水貯留
Retention of pleural effusion

呼吸音（広義）＝肺音
- 呼吸音
  - 正常
    - 肺胞呼吸音
    - 気管支呼吸音
    - 気管支肺胞呼吸音
    - 気管呼吸音
  - 異常
    - 減弱・消失
    - 増強
    - 呼気延長
    - 気管支呼吸音化
    - 気管狭窄音
- 副雑音
  - ラ音
    - 連続性ラ音
      - 低音性連続性ラ音（類鼾音）
      - 高音性連続性ラ音（笛声音）
      - スクウォーク（吸気性の連続性ラ音）
    - 断続性ラ音
      - 細かい断続性ラ音（捻髪音）
      - 粗い断続性ラ音（水泡音）
  - その他
    - 胸膜摩擦音
    - Hamman's sign
    - 肺血管性雑音

☐ 音の特徴

胸水が貯留している部位では，肺胞呼吸音が減弱して聴取される．

☐ 発生機序

癌性胸膜炎や結核性胸膜炎などで胸水が貯留すると，肺から胸壁への呼吸音の伝搬が胸水のために減弱する．

大量胸水では肺が圧迫されて換気が障害されるため，呼吸音の産生も減弱すると考えられる．

☐ 聴診部位

立位では，（胸水が下方に移動するため）前胸部，側胸部，背部の下肺野で呼吸音が減弱する．

仰臥位では，前胸部では肺胞呼吸音が聴取されるが，胸水が貯留する背部では呼吸音が減弱する．

☐ 関連する疾患

原発性肺癌や転移性肺癌による癌性胸膜炎，悪性中皮腫，結核性胸膜炎，肺炎に随伴する胸水，心不全による胸水貯留．

☐ 体位・運動による変化

胸水は下方に貯留する．体位が変化すれば胸水の貯留部位が移動する．貯留した胸水に接する胸壁上で呼吸音は減弱して聴取される（上述の「聴診部位」も参照）．

☐ どのように対処するか

癌性胸膜炎では，胸腔ドレーンにより胸水を排除したのち，胸膜癒着術を実施．

胸水を生じさせる原疾患の治療を実施する（結核性胸膜炎，肺炎，心不全）．

症例の胸部 X 線写真と模式図

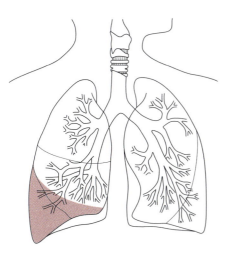
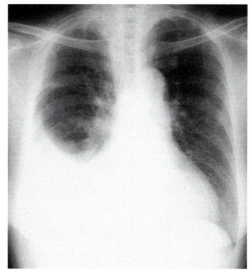

右下肺野に胸水の貯留を認める．胸水により右肺は圧迫され，その体積は減少している．

ナレーション
音源14

　最初の録音は胸水が貯留した部位の呼吸音です．無気肺と同じように，肺胞呼吸音が非常に減弱しています．

【Sounds：胸水貯留】

　2番目の録音は，反対側の健常部位の呼吸音です．代償性に換気が増大しているため肺胞呼吸音が大きくなっています．

【Sounds：反対側健常部】

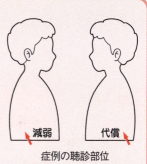

症例の聴診部位

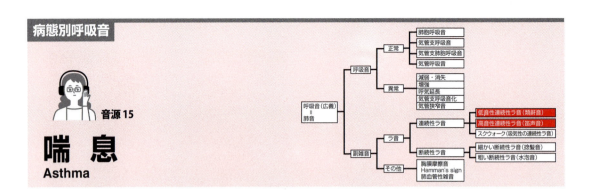

喘息 Asthma

□ 音の特徴

高音性および低音性連続性ラ音 (笛声音および類鼾音).

喘息発作では吸気・呼気全相において連続性ラ音が多数出現する.

多様な連続性ラ音が聴かれる (多音性 polyphonic).

発作中には, いかにも呼吸が苦しいといった感じの聴診所見となる.

□ 発生機序

広範に気道攣縮が存在するため, 音源が多数ある.

気管支内には分泌物が貯留し, 気道閉塞の一因となる.

喘息以外の気道疾患では低音性連続性ラ音 (類鼾音) がほとんどで, 高音性連続性ラ音 (笛声音) は少ない. 喘息で連続性ラ音の周波数がより高い傾向にあるのは, 気道閉塞がより細い気管支まで及んでいるためであろう.

患者は気道閉塞のため安静時でも呼吸困難を訴える.

□ 聴診部位

広範な肺野に聴取される.

□ 関連する疾患

連続性ラ音が出現する病態との鑑別が必要である. 気管・気管支狭窄 (単調な音の連続性ラ音となることが多い), 肺気腫や気管支炎の増悪時.

□ 体位・運動による変化

体位による連続性ラ音はあまり変化しない.

労作, 運動により呼吸困難が増強し, 連続性ラ音は増悪する.

□ どのように対処するか

気管支拡張薬, 酸素吸入, 輸液, 吸入療法. 重症例にはステロイド.

症例の胸部X線写真と模式図

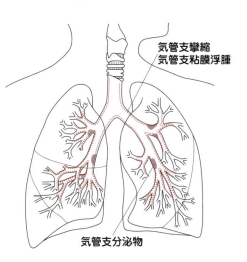
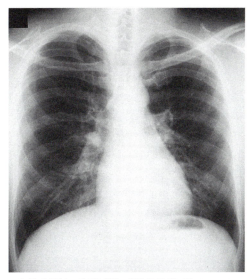

胸部X線写真は正常所見である．しかし，気道内では気管支攣縮，粘膜浮腫，分泌物貯留が生じている．

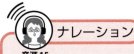

音源15

　吸気に高音性連続性ラ音，すなわち笛声音，呼気には高音性と低音性連続性ラ音，すなわち類鼾音が出現します．

　いかにも苦しいという感じの呼吸音です．多種類の連続性ラ音が聴き取れます．

　【Sounds：喘息】

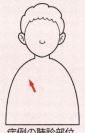

症例の聴診部位

| 病態別呼吸音 |

音源16

成人呼吸促迫症候群
Adult respiratory distress syndrome (ARDS)

```
                                                    ┌ 肺胞呼吸音
                                         ┌ 正常 ────┤ 気管支呼吸音
                                         │          │ 気管支肺胞呼吸音
                              ┌ 呼吸音 ──┤          └ 気管呼吸音
                              │          │          ┌ 減弱・消失
                              │          │          │ 増強
                              │          └ 異常 ────┤ 呼気延長
                              │                     │ 気管支呼吸音化
呼吸音(広義) ─────────────────┤                     └ 気管狭窄音
    ＝                        │                                          ┌ 低音性連続性ラ音(類鼾音)
   肺音                       │          ┌ 連続性ラ音 ──────────────────┤ 高音性連続性ラ音(笛声音)
                              │          │                              └ スクウォーク(吸気性の連続性ラ音)
                              └ 副雑音 ──┤ 断続性ラ音 ──────────────────┤ 細かい断続性ラ音(捻髪音)
                                         │                              └ 粗い断続性ラ音(水泡音)
                                         └ その他 ──┐ 胸膜摩擦音
                                                    │ Hamman's sign
                                                    └ 肺血管性雑音
```

❑ 音の特徴

　　　　ブツブツとした粗い断続性ラ音(水泡音).

　　　　粗い断続性ラ音(水泡音)としては多数出現しており，吸気，呼気ともに聴取される(連続性ラ音も聴取することがある).

❑ 発生機序

　　　　気道内への肺水腫液漏出.

　　　　気道内腔にできた漏出液の液体膜が空気の移動により破裂すること.

❑ 聴診部位

　　　　全肺野で聴取されることが多い.

❑ 関連する疾患

　　　　非心原性肺水腫，すなわちARDSの基礎疾患としては，菌血症，急性膵炎，胃液誤嚥，外傷・骨折などがあげられる.

　　　　ARDS以外の肺水腫には心原性肺水腫がある．心原性肺水腫は急性心不全にて生ずる.

❑ どのように対処するか

　　　　強力な集約的治療(酸素投与，輸液・栄養管理，人工呼吸器，循環·尿量維持).
　　　　原因疾患の治療.

　　　近年では，ARDSを急性呼吸促迫症候群(Acute Respiratory Distress Syndrome)として把握するよう提唱されている．本書では，従来どおりの用語を用いた.

症例の胸部X線写真と模式図

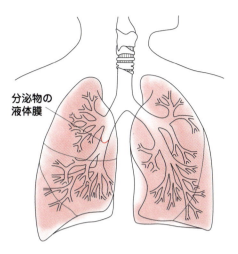
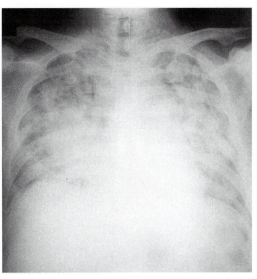

全肺野に肺胞性陰影が出現している．気道内には分泌物による膜が形成され，粗い断続性ラ音（水泡音）の音源となる．

ナレーション

音源 16

　ARDS症例の呼吸音です．吸気には水泡音が多数出現しています．肺内での音の伝わり方がよくなっているため，この水泡音はやや高い音に聞こえます．気道は浮腫により狭窄するため，呼気では連続性ラ音も出現しています．この録音は呼気から始まっています．

【Sounds：ARDS】

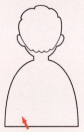
症例の聴診部位

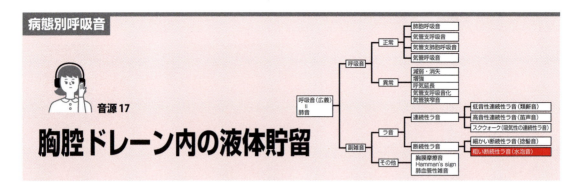

音源17 胸腔ドレーン内の液体貯留

☐ **音の特徴**

　　胸腔ドレーンの中を浸出液が移動することによる，ゴロゴロという感じの音である．

☐ **発生機序**

　　吸気，呼気の気流により，胸腔ドレーンの中を液体が移動するときに発生する．したがって，ドレーンをクランプし空気の移動をなくすと音も消失する．

☐ **関連する疾患**

　　開胸手術後で胸腔ドレーンが挿入された場合はどんな疾患でも発生する可能性がある．

症例の胸部X線写真と模式図

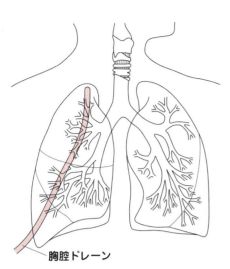
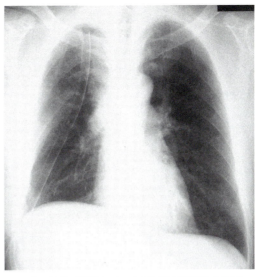

右胸腔内にドレーンが挿入されている．胸腔ドレーン内に液体が貯留しているが胸部X線写真には写らない．

ナレーション

音源17

　吸気にゴロゴロとした粗い断続性ラ音（水泡音）のような音が聴かれます．これは肺内から発生するラ音ではありません．吸気，呼気の気流により，胸腔ドレーン内部に貯まった液体が移動するために発生する音です．

【Sounds：胸腔ドレーン内の液体貯留】

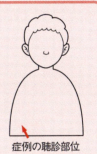
症例の聴診部位

病態別呼吸音

音源18

気管狭窄
Tracheal stenosis

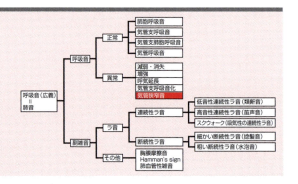

□ **音の特徴**

気管腫瘍による狭窄音であり，吸気，呼気ともに空気の流れが詰まった感じの気管呼吸音が聴かれる（レーザー治療で気管狭窄を治療した後では，気管呼吸音が増強して聴取される．狭窄が解消されるに伴って呼吸流量が増大したためと推察される）．

□ **発生機序**

気管狭窄部位を吸気，呼気の気流が通過することにより狭窄音が発生する．

□ **聴診部位**

気管狭窄例では前胸部，胸骨周囲で聴取される．気管音は頸部によく伝搬するため，同部位で気管狭窄音もよく強く聴取される．

□ **関連する疾患**

聴診上鑑別が必要な音は，喘息患者に聴かれる喘鳴である．

□ **どのように対処するか**

腫瘍の外科的切除と気管の端々吻合であるが，外科的治療が無理な症例ではレーザー治療やステントによる治療が行われることがある．

ナレーション

音源18

最初の録音は，狭窄した頸部気管で聴かれる気管呼吸音です．狭窄のため気管呼吸音が，シューシューという感じの狭窄音に変化しています．
　【Sounds：気管狭窄】
　2番目の録音は，狭窄の原因である腫瘍を治療したあとの気管呼吸音です．完全には正常化していませんが，空気の流れがよくなったことがわかります．
　【Sounds：気管狭窄治療後】

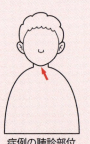

症例の聴診部位

症例の胸部X線写真，気管支鏡写真と模式図

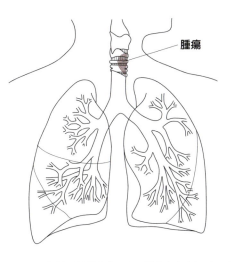
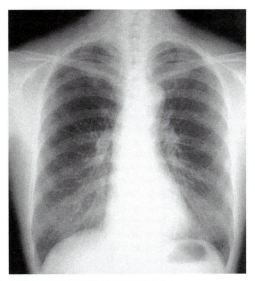

気管は甲状腺癌により狭窄をきたしているが，胸部X線写真では容易に読影はできない．

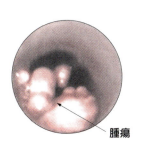
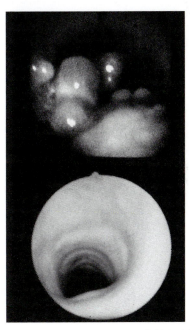
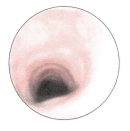

入院時の気管支鏡検査では腫瘍による狭窄が著明である（上段）．YAGレーザーで気管内腫瘍を焼灼した後は気管内部の狭窄は開大している（下段）．

病態別呼吸音

音源 19

気管支狭窄
Bronchial stenosis

```
                                              ┌ 肺胞呼吸音
                                       ┌ 正常 ┤ 気管支呼吸音
                                       │     │ 気管支肺胞呼吸音
                                       │     └ 気管呼吸音
                            ┌ 呼吸音 ──┤     ┌ 減弱・消失
                            │          │     │ 増強
                            │          └ 異常 ┤ 呼気延長
                            │                │ 気管支呼吸音化
     呼吸音(広義)          │                └ 気管狭窄音
         ‖        ─────────┤                           ┌ 低音性連続性ラ音(類鼾音)
        肺音                │          ┌ 連続性ラ音 ────┤ 高音性連続性ラ音(笛声音)
                            │          │                └ スクウォーク(吸気性の連続性ラ音)
                            └ 副雑音 ──┤          ┌ 細かい断続性ラ音(捻髪音)
                                       │ 断続性ラ音┤
                                       │          └ 粗い断続性ラ音(水泡音)
                                       └ その他  胸膜摩擦音
                                                  Hamman's sign
                                                  肺血管性雑音
```

❏ 音の特徴

気管支の狭窄により吸気,呼気ともにグーグーという感じの喘息にも似た連続性ラ音を認める.

❏ 発生機序

気管支狭窄部位を吸気,呼気の気流が通過することにより狭窄音が発生する.

❏ 聴診部位

気管狭窄がある側の胸壁上で聴取される.比較的広い範囲に狭窄による連続性ラ音は伝搬する.健常側の胸壁上にもしばしば伝搬する.

❏ 関連する疾患

肺癌,気管支カルチノイド.

喘息患者に聴かれる喘鳴との鑑別が重要.

❏ どのように対処するか

狭窄部の外科的切除と気管支端々吻合.

手術不能例では,レーザー焼灼,ステント挿入.

症例の胸部X線写真，気管支鏡写真と模式図

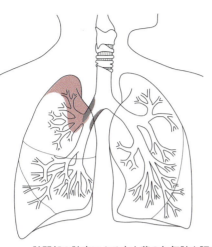
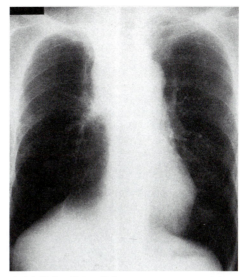

肺門部の肺癌による右上葉の無気肺を認める．右主気管支は著明に狭窄している．

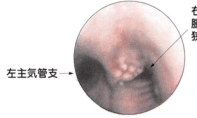

左主気管支→
右主気管支の腫瘍による狭窄

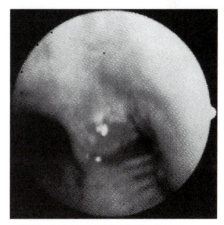

腫瘍による右主気管支の狭窄を認める．

ナレーション

音源19

右上肺野で録音した音です．吸気，呼気ともに低音性連続性ラ音（類鼾音 rhonchus）が聴かれます．狭窄部位を音源として発生するラ音は，単調な音となります．この症例でも，吸気，呼気ともに同じような単調な連続性ラ音が発生しています．

【Sounds：気管支狭窄】

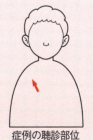

症例の聴診部位

病態別呼吸音

音源20

気管・気管支狭窄
Tracheobronchial stenosis

```
                              ┌─ 正常 ─┬─ 肺胞呼吸音
                              │        ├─ 気管支呼吸音
                   ┌─ 呼吸音 ─┤        ├─ 気管支肺胞呼吸音
                   │          │        └─ 気管呼吸音
                   │          │
                   │          └─ 異常 ─┬─ 減弱・消失
                   │                   ├─ 増強
 呼吸音(広義) ─────┤                   ├─ 呼気延長
 ＝肺音            │                   ├─ 気管支呼吸音化
                   │                   └─ 気管狭窄音
                   │          ┌─ ラ音 ─┬─ 連続性ラ音 ─┬─ 低音性連続性ラ音(類鼾音)
                   └─ 副雑音 ─┤        │              ├─ 高音性連続性ラ音(笛声音)
                              │        │              └─ スクウォーク(吸気性の連続性ラ音)
                              │        └─ 断続性ラ音 ─┬─ 細かい断続性ラ音(捻髪音)
                              │                       └─ 粗い断続性ラ音(水泡音)
                              └─ その他 ─ 胸膜摩擦音
                                          Hamman's sign
                                          肺血管性雑音
```

❑ 音の特徴

いびき様の連続性ラ音(低音性連続性ラ音, 類鼾音 rhonchus)を聴取する.

音調は比較的単調である.

狭窄部位は複数箇所あるが, ラ音の音源となる部位はこの症例では1箇所である.

❑ 発生機序

気管狭窄部あるいは気管支狭窄部を気流が通過するさいに, 連続性ラ音が発生する.

この症例では, 気管・気管支結核による気管・気管支の瘢痕収縮により狭窄をきたしている.

❑ 聴診部位

左右の肺門部や頸部を含め, 広い胸壁上で聴取される.

❑ 関連する疾患

聴診所見からもっとも鑑別を要するのが, 喘息患者に聴取される連続性ラ音である(喘息発作ではさまざまな音調の連続性ラ音が同時に聞こえるが, 気道の狭窄による連続性ラ音は単調な音として聴取される).

❑ どのように対処するか

外科的治療が可能なら, 狭窄部を切除して気管・気管支再建手術を行う.

非侵襲的には, ステントにより狭窄部位を拡張することを試みる.

症例の胸部X線写真と模式図

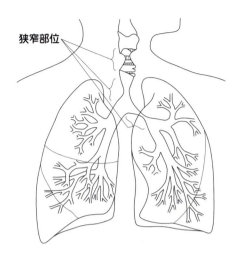
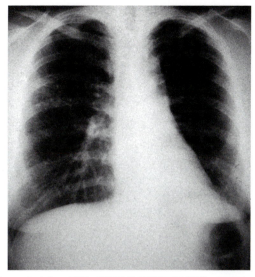

胸部X線写真では異常所見をほとんど認めない．しかし，気管・気管支は声門直下の気管，気管の中央部，左主気管支の3箇所において狭窄している．

ナレーション

音源20

　気管・気管支狭窄の連続性ラ音です．大きな音で単調な低音性連続性ラ音，すなわち類鼾音が呼気に聴かれます．連続性ラ音の始まりは周波数がやや高く，終わりになるにつれ低い音になってゆきます．また，呼気が延長しています．

【Sounds：気管・気管支狭窄】

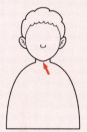
症例の聴診部位

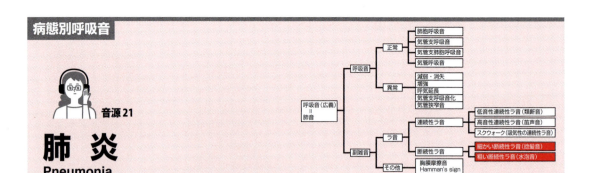

肺炎
Pneumonia

☐ **音の特徴**

細菌性肺炎では，粗い断続性ラ音（水泡音）．

異型肺炎，マイコプラズマ肺炎，ウイルス性肺炎では，細かい断続性ラ音（捻髪音）．

☐ **発生機序**

粗い断続性ラ音（水泡音）　肺炎による気道分泌物の増加．

細かい断続性ラ音（捻髪音）　末梢気道が呼気で虚脱し，吸気で突然に再開通することが音源となる．

☐ **聴診部位**

胸部X線写真で肺炎陰影がある部位など．

☐ **関連する疾患**

慢性呼吸器疾患の気道感染症，気管支拡張症，肺結核，誤嚥，ARDS，心不全など．

☐ **体位・運動による変化**

水泡音は，重力に対して下方に位置する肺区域では，より発生しやすくなる．

背側下肺野の捻髪音は，腹臥位にさせると坐位や仰臥位よりその数が減少する．

☐ **どのように対処するか**

喀痰の喀出（吸引，ドレナージなど），抗菌薬の投与，安静，保温，補液．

症例の胸部 X 線写真と模式図

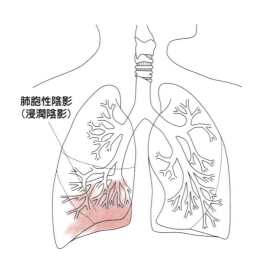
肺胞性陰影
（浸潤陰影）

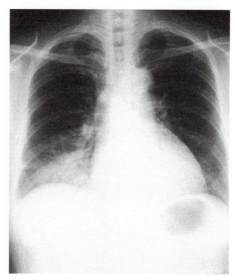

右下肺野に浸潤陰影を認める．右下葉背側部に生じた細菌性肺炎である．

ナレーション

音源 21

　細菌性肺炎の断続性ラ音です．吸気の前半から水泡音が出現し，吸気全体にわたって水泡音が聴かれます．呼気にも少数の水泡音が出現します．ブツブツとした柔らかい感じのラ音であることがわかります．

【Sounds：細菌性肺炎】

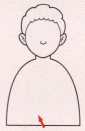
症例の聴診部位

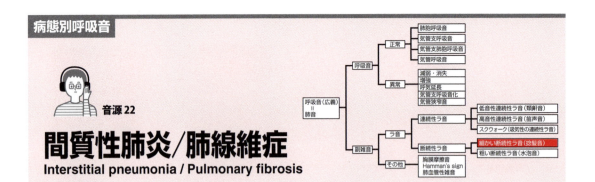

間質性肺炎/肺線維症
Interstitial pneumonia / Pulmonary fibrosis

☐ 音の特徴

細かい断続性ラ音（捻髪音 fine crackle）．

パリパリ，バリバリ，プチプチ，チリチリとした感じの断続性ラ音．

聴診器の直下で発生しているラ音のように聴取される．

☐ 発生機序

呼気時に虚脱した細い気管支が吸気時に再開放すること．

☐ 聴診部位

下肺野背側に多く聴かれる．重力に対して下方に存在する肺区域に接した胸壁．

☐ 関連する疾患

捻髪音の聴かれる疾患として，特発性間質性肺炎／肺線維症，膠原病肺，過敏性肺臓炎，薬剤誘発性肺炎，放射性肺臓炎，塵肺，早期肺うっ血（心不全），肺胞蛋白症，肺胞微石症がある．

- 症例の胸部X線写真と模式図 -

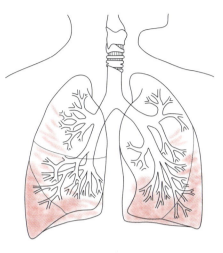

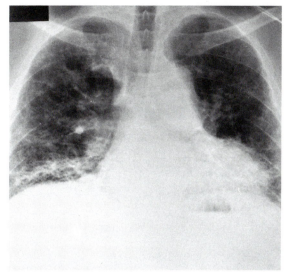

肺の体積が減少し，横隔膜が上昇している．下肺野に強い線状陰影，網状陰影を認める．

 ナレーション

音源22

　間質性肺炎の断続性ラ音です．呼吸困難のために換気量が増え，肺胞呼吸音が大きく聴取されます．呼吸数も増えています．吸気後半に明瞭に聴取される捻髪音（fine crackle）が多数出現しています．はじけるようなパリパリした硬い感じの音です．肺線維症末期のため捻髪音としては比較的大きな音になっています．

【Sounds：間質性肺炎／肺線維症】

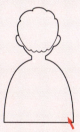

症例の聴診部位

病態別呼吸音

音源23

気管支拡張症
Bronchiectasis

☐ 音の特徴
粗い断続性ラ音（水泡音）．
ブツブツ，ブクブクした感じのラ音．

☐ 発生機序
気道分泌物の増加．
気道（気管・気管支）内の分泌液で形成された液体膜が，空気の移動により破裂することが音源となる．

☐ 聴診部位
気道内分泌物が多量にある肺区域に接する胸壁．

☐ 関連する疾患
水泡音が聴かれる疾患として，大葉性肺炎，気管支肺炎，気管支副鼻腔症候群，びまん性汎細気管支炎，心不全，肺水腫がある．

☐ どのように対処するか
喀痰喀出・吸引，体位ドレナージ，去痰薬，抗菌薬，酸素．

症例の胸部X線写真と模式図

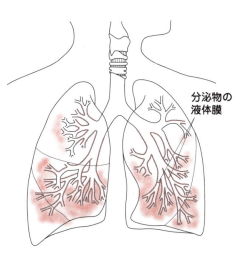
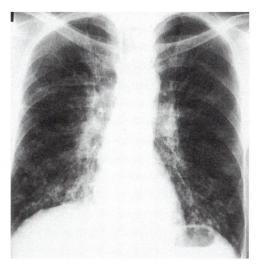

両側の下肺野を中心に，線状陰影，輪状陰影，肥厚した気管支壁の陰影，気管支肺炎像を認める．拡張した肺動脈により両側肺門部が拡大している．

ナレーション

音源23

気管支拡張症の粗い断続性ラ音（水泡音）です．水泡音は吸気前半に多く出現しています．吸気よりラ音の数は少ないものの，呼気でもたくさんの水泡音が聴かれます．ブツブツした感じで，音が大きく，低い周波数の水泡音です．

【Sounds：気管支拡張症】

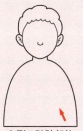
症例の聴診部位

病態別呼吸音

音源24

胸膜炎
Pleuritis

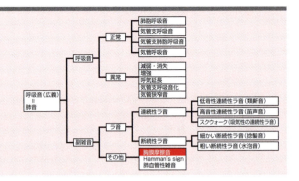

☐ 音の特徴
胸膜炎では胸膜摩擦音を聴取することがある．
摩擦抵抗のある膜がこすりあわされるような感じの音．
連続性ラ音，断続性ラ音と紛らわしいこともしばしばである．

☐ 発生機序
炎症を生じた胸膜どうし（臓側胸膜と壁側胸膜）が呼吸運動によってこすりあわされるさいに，摩擦音が発生する．

☐ 聴診部位
胸膜炎部位に接する胸壁．

☐ 関連する疾患
ウイルス性胸膜炎，細菌性胸膜炎，結核性胸膜炎，胸膜肥厚，胸膜胼胝（べんち），悪性中皮腫，癌性胸膜炎．

☐ 体位・運動による変化
呼吸運動が大きいと胸膜摩擦音が増強する．大量の胸水が貯留してしまうと，摩擦音は消滅する．

☐ どのように対処するか
胸痛のコントロール，原因疾患の治療．胸水貯留ならば穿刺・排液．

症例の胸部X線写真と模式図

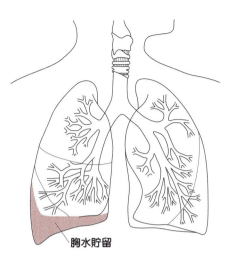
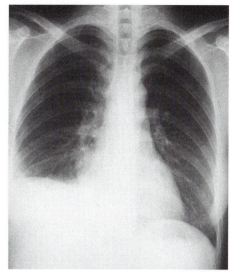

胸水を伴う胸膜炎，すなわち湿性胸膜炎である．少量から中等量の胸水貯留をきたした結核性胸膜炎の症例．

ナレーション

音源24

結核性胸膜炎初期の胸膜摩擦音です．"ギューギュー"と雪を踏むような感じに聞こえる連続的な音が吸気に聴かれます．呼気では断続性ラ音に似た感じの，"ギ，ギ，ギ"という音になります．断続性ラ音とまぎらわしいこともあります．

【Sounds：胸膜炎】

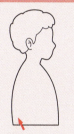

症例の聴診部位

第 **3** 章

事例の展開
（治療・処置に伴う呼吸音の経時変化）

　本章では，実際の事例での増悪期，改善期を載せており，看護実践のやり方に即して構成してある．ナースが日々の実践の中で呼吸音のアセスメント結果を活用するためには「変化」を捉える必要があるからである．ナースの判断は，経時的であり，短い間隔であっても行わなければならないのが特徴である．患者が増悪に向かっているのか，改善に向かっているのか，の「時々刻々の判断」に直面しているナースにとって，動的に動いている患者の状態を把握するためには，その変化の方向性を判断することがもっとも必要な能力であるといえよう．たとえば，吸入をした前後，利尿薬を投与した前後，喀痰吸引の前後に呼吸音の聴診によって介入の効果を判定していかなければならない．そういった場面場面の微細な変化の把握や，もう少し間隔を長く考えてみても，治療効果がみられているか，効果がみられはじめているか，等を査定することは重要である．その的確な把握によって，たとえば排泄ではベッドパンからカモードへ，そしてトイレに行って排泄できるようにからだの準備は整っているか，運動負荷をかけたときの呼吸状態の変化はどうか，清潔の援助は全身清拭なのかシャワー浴なのか，入浴しても大丈夫か，食事のステップアップはいつから，どのように，といった，従来は経験的に行われていた日常生活行動に関する判断に根拠をもてるようにしてほしい．筆者の経験でも呼吸音の変化が現れはじめるのは，他のバイタルサインよりも，またパルスオキシメータよりもはやいことを実感している．たとえば，抗生物質を変えた後も微熱が続いている高齢の肺炎患者でも，改善の徴候は呼吸音の変化にいちはやく現れる．この時点で少しずつではあるが，活動を促す（たとえば食事をセットアップでベッドにもたれて食べる方法からベッド上での端坐位に切り替えるなど）ことによって，呼吸・循環機能が改善し，酸素飽和度も改善し，発熱もみられなくなったこともある．そのすべての変化が終了するのは合計すると2日くらいの間隔ではあるが，時間的にみて呼吸音の変化がもっともはやいのである．

　ここに載せているのは微細な変化ではなく，わかりやすく，イメージしやすいように，その差が歴然としたものである．こんなによくなるのか，といった驚きを感じるナースもいるとは思うが，変化の方向性をアセスメントできるようになると，患者の日々の変化を的確に捉えることができるようになる．ぜひ，ここでのトレーニングによって判断能力に磨きをかけ，その成果を個々の患者の健康回復に生かしてほしい．

事例の展開

音源25

無気肺
Atelectasis

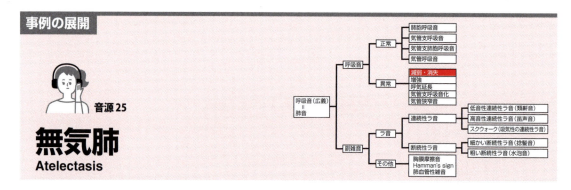

❏ 音の特徴
　　前半　健側では正常な肺胞呼吸音が聴取される．無気肺では呼吸音がほぼ消失する．
　　後半　この症例では腫瘍を切除して気管支再建術を行った．無気肺は改善し，肺胞呼吸音はほぼ正常化した．

❏ 発生機序
　　気管支内の腫瘍や異物で気管支が閉塞されることにより，換気が消失し無気肺が形成される．無気肺では換気が消失しているので呼吸音が発生することはない．しかし，呼吸音は周囲の肺からも伝搬してくるため，無気肺部位でも減弱した呼吸音が聴取される．

　　治療（気管支を閉塞していた腫瘍とともに気管支を切除し端々吻合を実施した）により，換気は回復し，正常な肺胞呼吸音が発生する．

❏ 聴診部位
　　一側肺は全体の無気肺では肺胞呼吸音はほぼ消失する．
　　治療後は同じ部位で肺胞呼吸音が聴取できるようになる．

❏ 関連する疾患
　　無気肺の原疾患として，原発性肺癌，転移性肺癌，気管支カルチノイド，気管支異物，気管支の変形など．

❏ どのように対処するか
　　悪性腫瘍の場合，外科的に切除可能なら肺全摘術を行う．
　　外科的治療が不可能なら，放射線や気管支鏡下レーザー治療を行う．
　　気管支異物は摘出する．

症例の胸部X線写真と気管支鏡所見

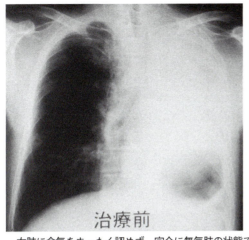
治療前

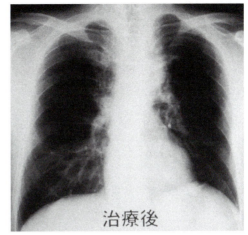
治療後

左肺に含気をまったく認めず，完全に無気肺の状態である．

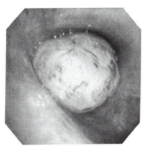
治療前

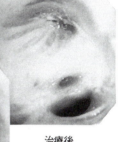
治療後

左主気管支内にポリープ状の腫瘤を認め，左肺は換気がないことがわかる．

ナレーション

音源25

最初の録音は，正常である右肺の肺胞呼吸音です．代償性に換気量が増えているため，肺胞呼吸音が大きく明瞭に聴取できます．

【Sounds：正常呼吸音】

2番目の録音は，無気肺となった左肺のものです．肺胞呼吸音は著しく減弱しほとんど聴かれません．

【Sounds：無気肺】

3番目の録音は，治療後の左肺の肺胞呼吸音です．肺胞呼吸音が正常に聴かれます．

【Sounds：無気肺治療後】

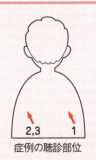
症例の聴診部位

事例の展開

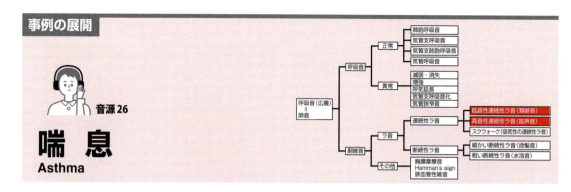

音源26

喘 息
Asthma

❏ **音の特徴**

　　高音性および低音性連続性ラ音（笛声音および類鼾音）．
　　吸気，呼気全相において連続性ラ音が多様（多音性 polyphonic）に出現している．
　　発作時にはいかにも呼吸が苦しいといった感じの聴診所見となる．

❏ **発生機序**

　　広範な気道攣縮があるため，音源は気道内に多数存在する．
　　低音性および高音性連続性ラ音（笛声音および類鼾音）がともに出現するのは，太い気管支，細い気管支ともに攣縮しているためであろう．

❏ **聴診部位**

　　発作時には全肺野に連続性ラ音を聴取．症状の改善にともない連続性ラ音は順次軽減する．

❏ **関連する疾患**

　　肺気腫，慢性気管支炎の急性増悪，心臓喘息，副鼻腔気管支症候群．

❏ **どのように対処するか**

　　気管支拡張薬，酸素投与，輸液，吸入療法（気管支拡張薬，ステロイド）．重症例には経口ステロイド．

症例の胸部X線写真と模式図

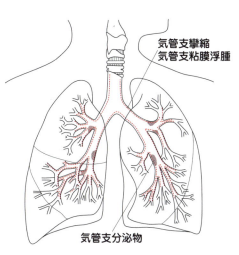
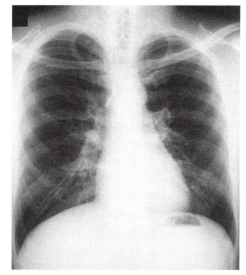

胸部X線写真は正常であるが，気道内では気管支攣縮，粘膜浮腫，分泌物貯留が生じている．

ナレーション

音源26

最初の録音は喘息発作時です．吸気に高音性，呼気には高音性と低音性連続性ラ音が出現しています．発作時は安静でも呼吸困難を自覚しています．

【Sounds：発作時】

2番目の録音はやや軽快したときのものです．この録音は呼気から始まっています．吸気には音が小さく持続時間の短い高音性連続性ラ音（笛声音），呼気には全相にわたる低音性連続性ラ音（類鼾音）が聴かれます．吸気で録音が終了します．

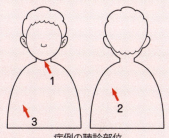
症例の聴診部位

【Sounds：中等度軽快時】

3番目の録音は改善したときのものです．吸気の連続性ラ音はほとんど消失しました．呼気でも連続性ラ音は聴かれませんが，呼気のしかたがまだ滑らかでないことがわかります．

【Sounds：改善時】

97

事例の展開

音源 27

うっ血性心不全
Congestive heart failure

```
                                          ┌─ 肺胞呼吸音
                                  ┌─ 正常 ─┤  気管支呼吸音
                                  │        ├─ 気管支肺胞呼吸音
                          ┌─ 呼吸音┤        └─ 気管呼吸音
                          │        │        ┌─ 減弱・消失
                          │        └─ 異常 ─┤  増強
                          │                 ├─ 呼気延長
               呼吸音(広義)┤                 ├─ 気管支呼吸音化
               ‖          │                 └─ 気管狭窄音
               肺音       │
                          │                 ┌─ 低音性連続性ラ音(類鼾音)
                          │        ┌─ 連続性ラ音 ─┤ 高音性連続性ラ音(笛声音)
                          │        │        └─ スクウォーク(吸気性の連続性ラ音)
                          └─ 副雑音┤
                                   ├─ 断続性ラ音 ─┤ 細かい断続性ラ音(捻髪音)
                                   │             └─ 粗い断続性ラ音(水泡音)
                                   └─ その他 ┌─ 胸膜摩擦音
                                             ├─ Hamman's sign
                                             └─ 肺血管性雑音
```

☐ 音の特徴

心不全初期は細かい断続性ラ音(捻髪音).

進行するとブツブツとした粗い断続性ラ音(水泡音).

心原性肺水腫になると,水泡音の数が増加し,ARDS と同じ所見となる.

☐ 発生機序

間質性浮腫による呼気時の気道虚脱のため細かい断続性ラ音(捻髪音)が出現する.

浮腫液の気道漏出により,粗い断続性ラ音(水泡音)に変化する.

☐ 聴診部位

細かい断続性ラ音(捻髪音)は,下肺野に多く聴取される.

心不全の進行とともに,水泡音の分布は全肺野へ広がる.

☐ 関連する疾患

心原性肺水腫(心不全が著しいとき肺水腫を生じる).ARDS は非心原性肺水腫である.

☐ どのように対処するか

心不全の治療,ファウラー位の保持,酸素投与,利尿薬.

症例の胸部 X 線写真と模式図

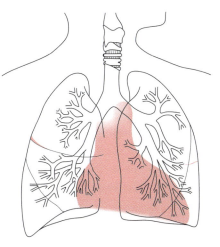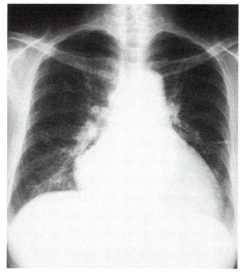

心陰影の拡大，心胸郭比の増大がある．右葉間胸膜の肥厚，右下肺野の肺血管陰影の不鮮明化，左中肺野の太い線状陰影は，肺うっ血の所見である．

ナレーション

音源 27

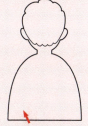

症例の聴診部位

　最初の録音は心不全初期です．心不全初期には細かい断続性ラ音（捻髪音）を聴取します．
　【Sounds：初期】
　2 番目の録音は心不全が進行し心原性肺水腫となったときのものです．進行するとブツブツとした粗い断続性ラ音（水泡音）が出現してきます．吸気にも呼気にも粗い断続性ラ音が聴かれます．このとき口元に聴診器を近づけると，断続性ラ音がパリパリ，バリバリした音として伝わってきます．口元に伝わるのは水泡音だけです．
　【Sounds：増悪時（心原性肺水腫）】
　3 番目の録音は心不全改善時のものです．断続性ラ音は消失しています．
　【Sounds：改善時】

| 事例の展開 |

音源28

喀痰吸引の前後

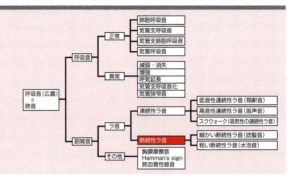

□ 音の特徴
　　前半　喀痰貯留によりブツブツという不規則な断続性ラ音を聴取する．
　　後半　喀痰の吸引によりラ音が消失し，ほぼ正常な肺胞呼吸音が聴取できる．

□ 発生機序
　　喀痰が気管支内に貯留し，同部位を吸気，呼気による気流が通過するとき，断続性ラ音が発生すると考えられる．

□ 聴診部位
　　患側で断続性ラ音をより強く聴取する．喀痰の吸引後はほぼ正常な肺胞呼吸音を聴取する．

□ 関連する疾患
　　肺炎や気管支拡張症などとの鑑別が必要．

□ どのように対処するか
　　咳嗽を促して痰を喀出すれば消失する．
　　術後でうまく咳嗽ができないときは，経鼻的に気管内に吸引チューブを挿入して痰を吸引したり，気管支鏡により気道内分泌物の吸引を行うこともある．

ナレーション

音源28

　最初の録音では，喀痰貯留によりブツブツという不規則な断続性ラ音を聴取します．
　【Sounds：喀痰貯留時】
　2番目の録音は，喀痰を吸引した後の呼吸音です．吸引によりラ音が消失し，ほぼ正常な肺胞呼吸音が聴取できます．
　【Sounds：吸引後】

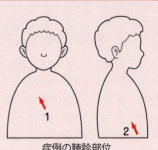
症例の聴診部位

症例の胸部X線写真と模式図

喀痰貯留時

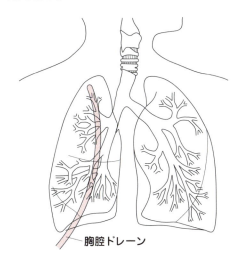

胸部X線写真では喀痰貯留のために右肺の含気低下がみられる．

喀痰吸引後

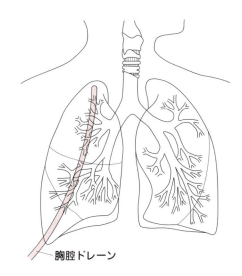

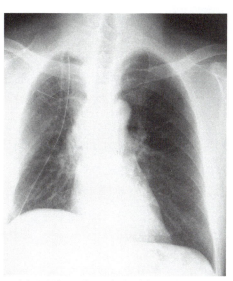

喀痰を吸引した後には右肺の含気が回復している．

事例の展開

音源29

挿管チューブのトラブル

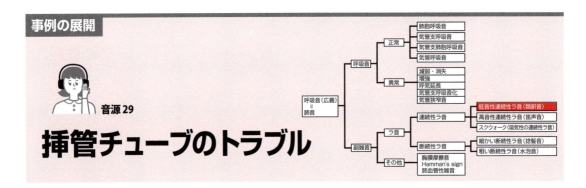

☐ 音の特徴
　　前半　人工呼吸器から送気した空気が，挿管チューブのカフの周囲からもれている．このとき"ググググッ"といういびき様の連続性ラ音を聴取する．
　　後半　カフに空気を数ml足すことにより，カフもれの音は消失している．

☐ 発生機序
　　挿管チューブのカフの空気量が少ないため，レスピレータで両肺に送り込んだ換気の一部がカフの横を通過して口腔に戻ってきてしまうことにより発生する．

☐ 聴診部位
　　カフもれの音は大きいので，広い胸壁上で聴取される．
　　頸部にてもっとも強く聴取する．
　　人工呼吸器の回路でもカフもれの音を聴取できる．

☐ 関連する疾患
　　人工呼吸器で呼吸管理を行っている患者ではだれでも発生することがある．
　　人工呼吸器の吸気時に気道内圧が上がらないときはとくに注意が必要である．

☐ どのように対処するか
　　カフもれと判断したらカフに空気を数ml追加増量すれば消失する．このさい，追加する空気の量を多くしすぎるとカフ圧が高くなり，気管壁を損傷して挿管チューブが原因となる気管狭窄を発症させてしまうので十分な注意が必要である．

症例の胸部X線写真と模式図

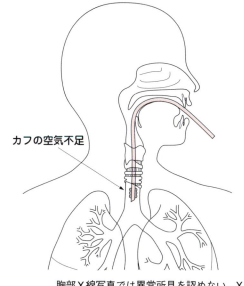
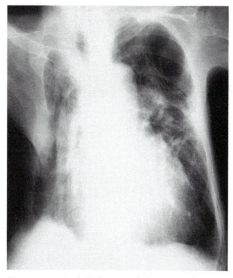

胸部X線写真では異常所見を認めない．X線では写りにくいが，気管内にある気管チューブのカフの空気量が少ないことを模式図に示してある．

ナレーション
音源29

　最初の録音は，挿管チューブのカフの空気量が少ない状態で行いました．人工呼吸器から送気した空気がカフの部分からもれるので，"ググググッ"という音が聴取できます．人工呼吸器の送気回路で聴かれる音を録音したものです．

　【Sounds：挿管チューブのカフの空気量が少ない状態】

　2番目の録音は，カフ内に空気を数mℓ追加したあとに録音しています．カフもれの音は消失しています．

　【Sounds：空気追加後】

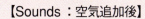
症例の聴診部位

事例の展開

肺 炎
Pneumonia

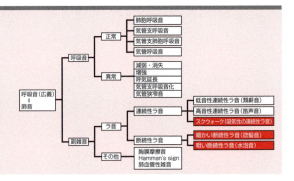

☐ 音の特徴

細菌性肺炎では，粗い断続性ラ音（水泡音）．

異型肺炎，マイコプラズマ肺炎，ウイルス性肺炎などの間質性肺炎では，細かい断続性ラ音（捻髪音）．

肺炎の重症度により水泡音の個数は変化する．

☐ 発生機序

細菌性肺炎 肺炎により気道分泌液，浸出液が貯留し，気道内に液体膜が生じる．これが気流により破裂し，水泡音の音源となる．

間質性肺炎 気道の易虚脱性により，呼気にて気道虚脱，吸気にて再開放することが捻髪音の音源となる．

☐ 聴診部位

肺炎のある肺区域，肺葉に接する胸壁．

 ナレーション

細菌性肺炎の断続性ラ音です．

初めの録音は入院時です．吸気に数個の水泡音が出現し，音の大きさはまちまちです．呼気にも少数の水泡音が出現する呼吸があります．また，吸気前半に"キュー"という音であるスクウォークを伴うことがあります．

【Sounds：入院時】

2番目の録音は中等度改善時です．吸気に多数の水泡音が残っています．スクウォークは吸気後半に出現しています．

【Sounds：中等度改善時】

3番目の録音はさらに改善したときです．吸気にわずかに水泡音が残っています．音が小さく音がやや高くなってきており，捻髪音と紛らわしくなっています．呼気にもわずかに断続性ラ音が混ざっています．

【Sounds：退院時（改善時）】

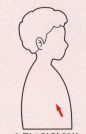

症例の聴診部位

104

症例の胸部 X 線写真と模式図

入院時

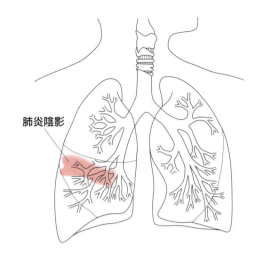

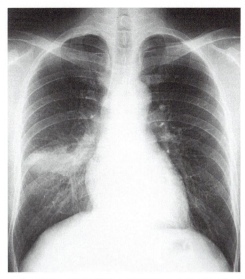

右中肺野に辺縁不鮮明な肺野濃度の上昇を認める．

改善時

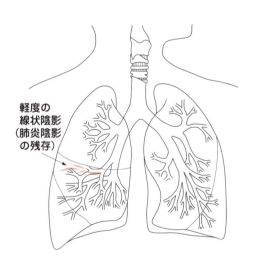

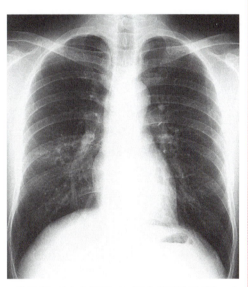

治療後には右中肺野にわずかに線状陰影が残っている．

☐ 関連する疾患

慢性呼吸器疾患の気道感染症，気管支拡張症，肺結核，誤嚥，ARDS，心不全など．

☐ 体位・運動による変化

重力に対して低位に位置する肺区域では，断続性ラ音がより出現しやすい．

☐ どのように対処するか

抗菌薬投与，喀痰排出，酸素投与，安静，保温，補液など．

事例の展開

音源 31

肺水腫
Pulmonary edema

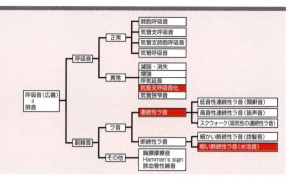

☐ 音の特徴

ブツブツとした粗い断続性ラ音（水泡音）．
水泡音としては多数出現する．
ARDSの断続性ラ音に同じである．

☐ 発生機序

気道内への肺水腫液漏出．
気道内腔にできた漏出液の液体膜が空気の移動により破裂すること．

☐ 聴診部位

全肺野で聴取されることが多い．

☐ 関連する疾患

心原性肺水腫は心不全が原疾患である．
非心原性（透過性）肺水腫，すなわちARDSの原因疾患としては，菌血症，急性膵炎，外傷・骨折がある．

☐ どのように対処するか

心原性肺水腫では心不全の改善に努める．酸素投与，利尿薬，モルヒネ，強心薬．
非心原性肺水腫では集中的な治療が必要．

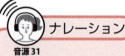ナレーション

音源 31

最初の録音は肺水腫の発症時です．吸気には水泡音が多数出現しています．肺内での音の伝わりがよくなっているため，この水泡音はやや高い音に聞こえます．気道にも浮腫が生じるため，呼気では連続性ラ音も出現しています．この録音は呼気から始まっています．呼吸が荒いことが容易にわかります．
　【Sounds：発症時】
2番目の録音は中等度に改善したときです．水泡音の数は著しく減少しました．吸気，呼気ともに数個の水泡音を聴くのみです．呼吸音が軽度に"気管支呼吸音化"しています．
　【Sounds：中等度改善時】
3番目の録音はさらに改善したときです．断続性ラ音はまったく聴取できません．
　【Sounds：軽快時】

症例の聴診部位

症例の胸部 X 線写真と模式図

発症時

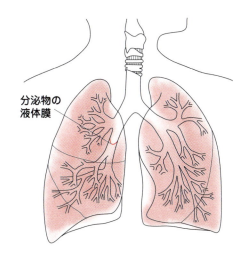

分泌物の液体膜

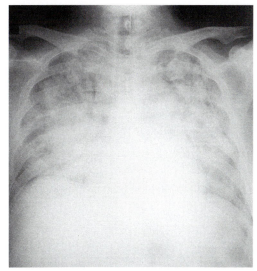

全肺野に肺水腫による肺胞性陰影が出現している．

中等度改善時

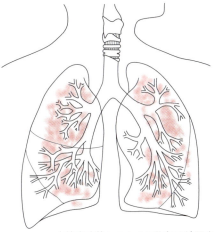

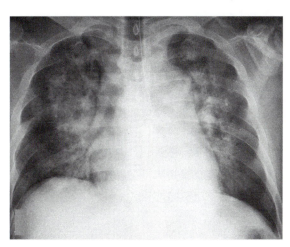

中等度改善したときの胸部 X 線写真では外側の肺野陰影は著明に軽減している．また，肺門部周囲の陰影は残存している．

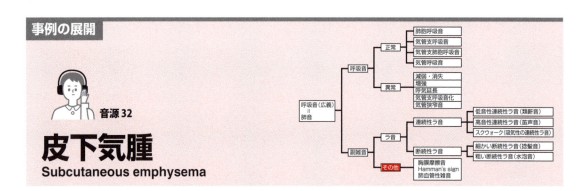

皮下気腫
Subcutaneous emphysema

音源32

☐ 音の特徴
細かい断続性ラ音(捻髪音)のようなメリメリ,プチプチというように聞こえる音.
聴診器を皮膚に押しつけるときに多く,離すときはほとんど音がしない.

☐ 発生機序
皮下に貯留した空気が皮下を移動するため音が発生する.

☐ 聴診部位
皮下気腫を生じた部位.前胸部,頸部,肩,顔面,上腕部の皮膚など.

☐ 関連する疾患
縦隔気腫では軽度の皮下気腫を合併する.

☐ 体位・運動による変化
皮下に存在する空気により雑音が発生する.

☐ どのように対処するか
経過観察.著明な皮下気腫は穿刺により貯留した空気を吸引する.
疼痛の軽減,皮下膿瘍の予防.
人工呼吸器装着時や胸腔ドレーン挿入中に頻度が高い.
人工呼吸器装着時の皮下気腫は遷延化する.

症例の胸部X線写真と模式図

発症時

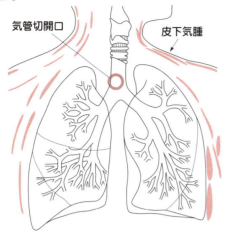
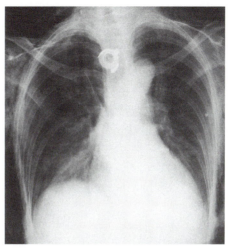

皮下気腫の空気が頸部周囲，肋骨周囲の皮下に黒い陰影として写っている．気管上には気管切開口がある．

吸収時

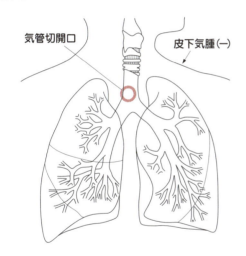
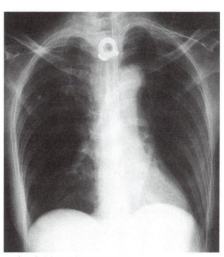

皮下気腫は吸収されている．

🎧 ナレーション

音源32

　皮下気腫の音です．皮下気腫部の皮膚に聴診器を押しつけていくと，断続性ラ音に似た音が聴かれます．この録音では聴診器が皮膚からはなれる音のあとに，人工呼吸器の作動音が聴かれます．

　【Sounds：皮下気腫】

　正常な皮膚の圧着音は省略します．

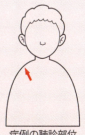

症例の聴診部位

事例の展開

音源 33

血気胸
Hemopneumothorax

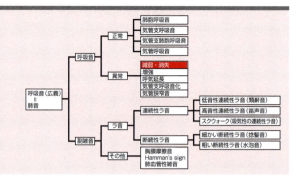

☐ 音の特徴

肺胞呼吸音の減弱や消失．

声音聴取（声音振盪）の減弱や消失．

胸水のみの場合と異なり，声音聴診が増強する部位や，やぎ声（エゴフォニー）は認めない（☞ p.66 参照）．

☐ 発生機序

気胸と胸水による呼吸音の変化が混在する．

①気胸による肺虚脱，肺容積の減少，②虚脱した肺の換気量低下，③気胸腔による音の伝達低下や音の反射，④血液貯留による音の伝搬低下，など．

☐ 聴診部位

気胸部位や血液貯留部位に接する胸壁．

☐ 関連する疾患

自然気胸，続発性気胸，肺炎随伴性胸水，結核性胸水，癌性胸水，心不全による胸水．

☐ 体位・運動による変化

体動により空気，血液が移動すると，それらの貯留部位により聴診所見が変化する．

☐ どのように対処するか

胸腔ドレーンによる排気，排液．バイタルサイン，貧血の改善．原疾患の治療．

症例の胸部X線写真と模式図

発症時

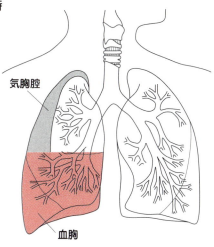
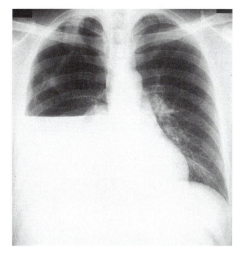

右上肺野に気胸、下肺野に液体貯留を認める。胸腔ドレーンの挿入により血流と空気が排液、排気された。

治療後

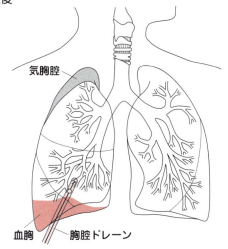
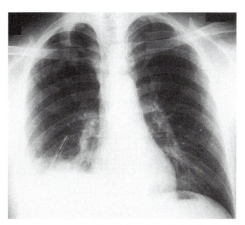

ドレーンにより気胸、血胸ともに改善傾向にある。

ナレーション

音源33

血気胸の症例の呼吸音です。はじめは正常部の肺胞呼吸音です。
　【Sounds：正常呼吸音】
次に、気胸の部位では肺胞呼吸音がやや減弱しています。
　【Sounds：気胸の部位】
さらに血胸の部位では肺胞呼吸音はほぼ消失しています。
　【Sounds：血胸の部位】
軽快時は呼吸音は正常化しますが、正常呼吸音は省略します。

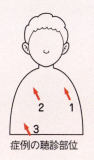

症例の聴診部位

付 音源ナレーション (再掲)

肺胞呼吸音
　肺胞呼吸音は安静換気では"スー"という感じの小さい音です．呼吸音は吸気よりも呼気のほうがさらに小さく，低く聞こえます．吸気と呼気の間で，呼吸音の切れ目は明瞭ではありません．
　【Sounds：肺胞呼吸音】
　また，少し大きめの呼吸をさせると，呼吸音をよく聴くことができます．大きめの呼吸では，吸気が延長しますが，呼気の時間はあまり変化しません．大きめの呼吸です．
　【Sounds：大きめの呼吸の肺胞呼吸音】

気管支肺胞呼吸音
　気管支肺胞呼吸音は，吸気，呼気ともに肺胞呼吸音に比べて明瞭で，呼気でも呼吸音がはっきり聴かれます．肺胞呼吸音よりもやや音が高くなったように聞こえます．心音も混ざって聴かれます．気管支肺胞呼吸音が聴取されるべき部位以外でこの音が聴取されれば，病的と考えられます．
　【Sounds：気管支肺胞呼吸音】

気管呼吸音
　気管呼吸音は大きく粗い音で，吸気よりも呼気の音のほうが大きく聴かれます．呼気と吸気の間に明らかな音の切れ目があります．肺胞呼吸音や気管支肺胞呼吸音よりも高調な音の成分が多くなっています．
　【Sounds：気管呼吸音】

呼吸音の減弱
　安静換気の正常肺胞呼吸音に比べて，気管支が閉塞している右側では呼吸音は著しく減弱しています．はじめが正常の呼吸音，次が減弱した呼吸音です．
　【Sounds：正常呼吸音】
　【Sounds：減弱した呼吸音】

呼吸音の消失
　ノイズが混入するのみで呼吸音は消失しています．はじめが正常呼吸音，次が呼吸音の消失です．
　【Sounds：正常呼吸音】
　【Sounds：呼吸音の消失】

呼吸音の増強
なんらかの原因で換気量が著明に増大すると，呼吸音が増強します．はじめが正常呼吸音，次が呼吸音の増強です．
【Sounds：正常呼吸音】
【Sounds：呼吸音の増強】

気管支呼吸音化
大葉性肺炎の呼吸音です．吸気に断続性ラ音が聴かれますが，呼気に注意して下さい．呼気の呼吸音が大きくなり，明瞭に聴取されます．これは呼吸音が気管支呼吸音化しているためです．
【Sounds：気管支呼吸音化】

低音性連続性ラ音（類鼾音 rhonchus）
吸気の前半から，大きめの低音性連続性ラ音が出現します．呼気にはやや小さめの連続性ラ音が出現し，途中で音の高さが変わり，かすかな音となっておよそ1秒間持続します．
【Sounds：低音性連続性ラ音（類鼾音 rhonchus）】

高音性連続性ラ音（笛声音 wheeze）
呼気を開始してしばらく後に，高音性連続性ラ音が聴取されます．このラ音では，呼気後半になると少し音が大きくなっています．
【Sounds：高音性連続性ラ音（笛声音 wheeze）】

細かい断続性ラ音（捻髪音）
細かい断続性ラ音，すなわち捻髪音は，はじけるような，耳に近く感じるバリバリ，パリパリ，メリメリとした音に聞こえます．この録音では，呼吸困難のため換気量が増大し，肺胞呼吸音が大きく聞こえます．呼吸音が小さくなりはじめた吸気後半に，捻髪音がかたまって聴取できます．呼気には捻髪音は出現していません．
【Sounds：細かい断続性ラ音（捻髪音）】

粗い断続性ラ音（水泡音）
粗い断続性ラ音，すなわち水泡音は吸気前半に多い傾向がありますが，吸気全相にわたって出現します．呼気では吸気よりラ音の数は少なくなります．ブツブツ，ブクブクという感じの，比較的大きな，低い音として聴取されます．
【Sounds：粗い断続性ラ音（水泡音）】

自然気胸

自然気胸では肺胞呼吸音の減弱や，声音聴診の減弱がみられます．声音聴診とは，声の伝わり方を聴診する診察方法です．

はじめが正常の肺胞呼吸音，次が減弱した肺胞呼吸音です．

【Sounds：正常呼吸音】

【Sounds：自然気胸】

 ### 無気肺

最初の録音は，無気肺の呼吸音です．片方の肺全体の無気肺では肺胞呼吸音がほぼ消失して聴かれます．この症例では，わずかに肺胞呼吸音と心音が混入しているのがわかります．

【Sounds：無気肺】

2番目の録音は，反対側の健常部の呼吸音です．代償性に換気が増大しているため肺胞呼吸音が大きく，明瞭に聴かれます．

【Sounds：反対側健常部】

 ### 胸水貯留

最初の録音は胸水が貯留した部位の呼吸音です．無気肺と同じように，肺胞呼吸音が非常に減弱しています．

【Sounds：胸水貯留】

2番目の録音は，反対側の健常部位の呼吸音です．代償性に換気が増大しているため肺胞呼吸音が大きくなっています．

【Sounds：反対側健常部】

 ### 喘　息

吸気に高音性連続性ラ音，すなわち笛声音，呼気には笛声音と低音性連続性ラ音，すなわち類鼾音が出現します．

いかにも苦しいという感じの呼吸音です．多種類の連続性ラ音が聴き取れます．

【Sounds：喘息】

 ### ARDS

ARDS症例の呼吸音です．吸気には水泡音が多数出現しています．肺内での音の伝わり方がよくなっているため，この水泡音はやや高い音に聞こえます．気道は浮腫により狭窄するため，呼気では連続性ラ音も出現しています．この録音は呼気から始まっています．

【Sounds：ARDS】

胸腔ドレーン内の液体貯留
　　吸気にゴロゴロとした粗い断続性ラ音（水泡音）のような音が聴かれます．これは肺内から発生するラ音ではありません．吸気，呼気の気流により，胸腔ドレーン内部に貯まった液体が移動するために発生する音です．
　　【Sounds：胸腔ドレーン内の液体貯留】

気管狭窄
　　最初の録音は，狭窄した頸部気管で聴かれる気管呼吸音です．狭窄のため気管呼吸音が，シューシューという感じの狭窄音に変化しています．
　　【Sounds：気管狭窄】
　　2番目の録音は，狭窄の原因である腫瘍を治療したあとの気管呼吸音です．完全には正常化していませんが，空気の流れがよくなったことがわかります．
　　【Sounds：気管狭窄治療後】

気管支狭窄
　　右上肺野で録音した音です．吸気，呼気ともに低音性連続性ラ音（類鼾音 rhonchus）が聴かれます．狭窄部位を音源として発生するラ音は，単調な音となります．この症例でも，吸気，呼気ともに同じような単調な連続性ラ音が発生しています．
　　【Sounds：気管支狭窄】

気管・気管支狭窄
　　気管・気管支狭窄の連続性ラ音です．大きな音で単調な低音性連続性ラ音，すなわち類鼾音が呼気に聴かれます．連続性ラ音の始まりは周波数がやや高く，終わりになるにつれ低い音になってゆきます．また，呼気が延長しています．
　　【Sounds：気管・気管支狭窄】

肺　炎
　　細菌性肺炎の断続性ラ音です．吸気の前半から水泡音が出現し，吸気全体にわたって水泡音が聴かれます．呼気にも少数の水泡音が出現します．ブツブツとした柔らかい感じのラ音であることがわかります．
　　【Sounds：細菌性肺炎】

間質性肺炎／肺線維症
　　間質性肺炎の断続性ラ音です．呼吸困難のために換気量が増え，肺胞呼吸音が大きく聴取されます．呼吸数も増えています．吸気後半に明瞭に聴取される捻髪音

（fine crackle）が多数出現しています．はじけるようなパリパリした硬い感じの音です．肺線維症末期のため捻髪音としては比較的大きな音になっています．

【Sounds：間質性肺炎／肺線維症】

気管支拡張症

気管支拡張症の粗い断続性ラ音（水泡音）です．水泡音は吸気前半に多く出現しています．吸気よりラ音の数は少ないものの，呼気でもたくさんの水泡音が聴かれます．ブツブツした感じで，音が大きく，低い周波数の水泡音です．

【Sounds：気管支拡張症】

胸膜炎

結核性胸膜炎初期の胸膜摩擦音です．"ギューギュー"と雪を踏むような感じに聞こえる連続的な音が吸気に聴かれます．呼気では断続性ラ音に似た感じの，"ギ，ギ，ギ"という音になります．断続性ラ音とまぎらわしいこともあります．

【Sounds：胸膜炎】

無気肺

最初の録音は，正常である右肺の肺胞呼吸音です．代償性に換気量が増えているため，肺胞呼吸音が大きく明瞭に聴取できます．

【Sounds：正常呼吸音】

2番目の録音は，無気肺となった左肺のものです．肺胞呼吸音は著しく減弱し，ほとんど聴かれません．

【Sounds：無気肺】

3番目の録音は，治療後の左肺の肺胞呼吸音です．肺胞呼吸音が正常に聴かれます．

【Sounds：無気肺治療後】

喘　息

最初の録音は喘息発作時です．吸気に高音性，呼気には高音性と低音性連続性ラ音が出現しています．発作時は安静でも呼吸困難を自覚しています．

【Sounds：発作時】

2番目の録音はやや軽快したときのものです．この録音は呼気から始まっています．吸気には音が小さく持続時間の短い高音性連続性ラ音（笛声音），呼気には全相にわたる低音性連続性ラ音（類鼾音）が聴かれます．吸気で録音が終了します．

【Sounds：中等度軽快時】

3番目の録音は改善したときのものです．吸気の連続性ラ音はほとんど消失しました．呼気でも連続性ラ音は聴かれませんが，呼気のしかたがまだ滑らかでないこ

とがわかります.
　　　【Sounds：改善時】

うっ血性心不全
　最初の録音は心不全初期です．心不全初期には細かい断続性ラ音（捻髪音）を聴取します．
　　　【Sounds：初期】
　2番目の録音は心不全が進行し心原性肺水腫となったときのものです．進行するとブツブツとした粗い断続性ラ音（水泡音）が出現してきます．吸気にも呼気にも粗い断続性ラ音が聴かれます．このとき口元に聴診器を近づけると，断続性ラ音がパリパリ，バリバリした音として伝わってきます．口元に伝わるのは水泡音だけです．
　　　【Sounds：増悪時（心原性肺水腫）】
　3番目の録音は心不全改善時のものです．断続性ラ音は消失しています．
　　　【Sounds：改善時】

喀痰吸引の前後
　最初の録音では，喀痰貯留によりブツブツという不規則な断続性ラ音を聴取します．
　　　【Sounds：喀痰貯留時】
　2番目の録音は，喀痰を吸引した後の呼吸音です．吸引によりラ音が消失し，ほぼ正常な肺胞呼吸音が聴取できます．
　　　【Sounds：吸引後】

挿管チューブのトラブル
　最初の録音は，挿管チューブのカフの空気量が少ない状態で行いました．人工呼吸器から送気した空気がカフの部分からもれるので，"ググググッ"という音が聴取できます．人工呼吸器の送気回路で聴かれる音を録音したものです．
　　　【Sounds：挿管チューブのカフの空気量が少ない状態】
　2番目の録音は，カフ内に空気を数m*l*追加したあとに録音しています．カフもれの音は消失しています．
　　　【Sounds：空気追加後】

肺　炎
　細菌性肺炎の断続性ラ音です．
　初めの録音は入院時です．吸気に数個の水泡音が出現し，音の大きさはまちまちです．呼気にも少数の水泡音が出現する呼吸があります．また，吸気前半に"キュー"という音であるスクウォークを伴うことがあります．

117

【Sounds：入院時】

2番目の録音は中等度改善時です．吸気に多数の水泡音が残っています．スクウォークは吸気後半に出現しています．

【Sounds：中等度改善時】

3番目の録音はさらに改善したときです．吸気にわずかに水泡音が残っています．音が小さく音がやや高くなってきており，捻髪音と紛らわしくなっています．呼気にもわずかに断続性ラ音が混ざっています．

【Sounds：退院時（改善時）】

肺水腫

最初の録音は肺水腫の発症時です．吸気には水泡音が多数出現しています．肺内での音の伝わりがよくなっているため，この水泡音はやや高い音に聞こえます．気道にも浮腫が生じるため，呼気では連続性ラ音も出現しています．この録音は呼気から始まっています．呼吸が荒いことが容易にわかります．

【Sounds：発症時】

2番目の録音は中等度に改善したときです．水泡音の数は著しく減少しました．吸気，呼気ともに数個の水泡音を聴くのみです．呼吸音が軽度に"気管支呼吸音化"しています．

【Sounds：中等度改善時】

3番目の録音はさらに改善したときです．断続性ラ音はまったく聴取できません．

【Sounds：軽快時】

皮下気腫

皮下気腫の音です．皮下気腫部の皮膚に聴診器を押しつけていくと，断続性ラ音に似た音が聴かれます．この録音では聴診器が皮膚からはなれる音のあとに，人工呼吸器の作動音が聴かれます．

【Sounds：皮下気腫】

正常な皮膚の圧着音は省略します．

血気胸

血気胸の症例の呼吸音です．はじめは正常部の肺胞呼吸音です．

【Sounds：正常呼吸音】

次に，気胸の部位では肺胞呼吸音がやや減弱しています．

【Sounds：気胸の部位】

さらに，血胸の部位では肺胞呼吸音はほぼ消失しています．

【Sounds：血胸の部位】

軽快時は呼吸音は正常化しますが，正常呼吸音は省略します．

新装版 ナースのための
Web音源による呼吸音聴診トレーニング

2019 年 5 月 30 日　発行	編集者 米丸　亮，櫻井利江
	発行者 小立鉦彦
	発行所 株式会社　南 江 堂
	〒113-8410 東京都文京区本郷三丁目42番6号
	☎(出版) 03-3811-7189　(営業) 03-3811-7239
	ホームページ https://www.nankodo.co.jp/
	印刷・製本 大日本印刷
	装丁　まつむらあきひろ

© Nankodo, Co., Ltd., 2019

定価は表紙に表示してあります.
落丁・乱丁の場合はお取り替えいたします.
ご意見・お問い合わせはホームページまでお寄せ下さい.

Printed and Bound in Japan
ISBN 978-4-524-22584-2

本書の無断複写を禁じます.

JCOPY 〈出版者著作権管理機構 委託出版物〉

本書の無断複写は，著作権法上での例外を除き，禁じられています. 複写される場合は，そのつど事前に，出版者著作権管理機構 (TEL 03-5244-5088, FAX 03-5244-5089, e-mail: info@jcopy.or.jp) の許諾を得てください.

本書をスキャン，デジタルデータ化するなどの複製を無許諾で行う行為は，著作権法上での限られた例外 (「私的使用のための複製」など) を除き禁じられています. 大学，病院，企業などにおいて，内部的に業務上使用する目的で上記の行為を行うことは私的使用には該当せず違法です. また私的使用のためであっても，代行業者等の第三者に依頼して上記の行為を行うことは違法です.

南江堂　看護書籍のご案内

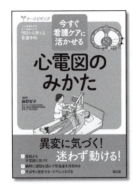

あわてないためのルーティンを身につければ，
もう心電図はこわくない！

今すぐ看護ケアに活かせる
心電図のみかた

ナースの書いた心電図の本だから"読める"だけではなく，読んだ結果をどのように報告し，看護ケアにつなげるかがよくわかる．波形の読みかたの6つの基本ステップをふまえ，緊急度別に分けた27の不整脈に対して，どう気づき・どう迷わず・どう動き出すか―事例をおりまぜながらナースの目線で具体的に解説．

編集　藤野智子

B5判・174頁　2019.4.
ISBN978-4-524-25951-9
定価(本体2,400円＋税)

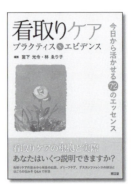

今日からの実践の道しるべとなる一冊！

看取りケア
プラクティス×エビデンス
今日から活かせる72のエッセンス

看取り期における患者・家族の意向を踏まえ，専門的かつ正しい知識をもってよいケアを実践する医療者におくる指南書．根拠に基づく標準的なケアの方法を示し，効果の期待できるケアの選択肢を明確に提示．第2部の各論では，臨床で抱く具体的な疑問を様々な研究結果を用いて解説．

編集　宮下光令／林ゑり子

B5判・312頁　2018.2.
ISBN978-4-524-25542-9
定価(本体3,000円＋税)

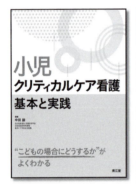

"こどもの場合にどうするか"がよくわかる

小児クリティカルケア看護
基本と実践

小児の急性期看護で欠かせない知識・技術をプラクティカルな視点でまとめ，根拠に裏づけした臨床テキスト．基本と深さが重要になる小児領域特有のケアや対応について，スペシャリストがベッドサイドで寄り添うような臨場感で詳説．一般の小児ICU，小児救急や，トリアージ，プライマリケアにも役立つ，わかりやすく・満足感のある充実の一冊．

編集　中田諭

B5判・350頁　2011.9.
ISBN978-4-524-26099-7
定価(本体3,400円＋税)

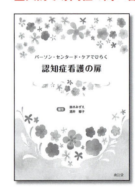

**認知症の病態を理解し，
全人的で専門性の高い看護を実践したい看護師に**

パーソン・センタード・ケア
でひらく認知症看護の扉

これからの認知症看護に欠かせない"パーソン・センタード・ケア"の概念を基盤に全体を構成．認知症の人の視点に立ち，認知症と共に生きる人を理解したうえで，具体的なケアの方法論と展開法をていねいに解説．地域包括ケアシステムの一角としての場を選ばない認知症看護の実践，ケアをつなぐために必携の一冊．

編集　鈴木みずえ／酒井郁子

B5判・332頁　2018.1.
ISBN978-4-524-25514-6
定価(本体3,800円＋税)

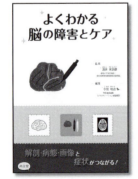

**"脳がわからない"がなくなる
脳機能障害の入門書にして最良の実践書**

よくわかる
脳の障害とケア
解剖・病態・画像と症状がつながる！

多種多様な脳機能障害の症状を予測しケアに役立てる方法を，「脳の解剖」「脳の病態」「脳の画像」「脳の神経心理症状」から解説．本書を読んで，これらの結びつきを知れば，脳の障害へのケアは劇的に変わる！何十年にもわたる著者の経験が詰まった臨床知の結果．

監修　酒井保治郎
編集　小宮桂治

B5判・208頁　2013.3.
ISBN978-4-524-26477-3
定価(本体2,500円＋税)

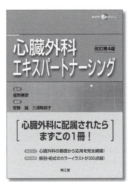

心臓外科に配属されたらまずこの一冊！

心臓外科
エキスパートナーシング
(改訂第4版)

心臓外科に必要な基礎知識と各種手術法，それに関連した患者管理と看護のポイントを解説した好評書の第4版．300点以上の解剖・術式のカラーイラストなどを掲載し，心臓外科の基礎から応用まで完全網羅．新人看護師はもちろんのこと，心臓外科を学び直したい時にもオススメの一冊！

監修　龍野勝彦
編集　安藤誠／三浦稚郁子

B5判・396頁　2019.3.
ISBN978-4-524-25272-5
定価(本体3,900円＋税)

NANKODO　南江堂　〒113-8410　東京都文京区本郷三丁目42-6　(営業)　TEL 03-3811-7239　FAX 03-3811-7230